Anne Nübel-Orthen • Auf tauben Sohlen unterwegs

Für Guido und Matthias

Anne Nübel-Orthen

Auf tauben Sohlen unterwegs

Mit Multipler Sklerose auf der Reise zum wahren Selbst

FRIELING

Bibliografische Information der Deutschen Nationalbibliothek
Die Deutsche Nationalbibliothek verzeichnet diese Publikation in der Deutschen Nationalbibliografie; detaillierte bibliografische Daten sind im Internet über http://dnb.d-nb.de abrufbar.

Rheinstraße 46, 12161 Berlin
Telefon: 0 30 / 76 69 99-0
www.frieling.de

ISBN 978-3-8280-3010-7
1. Auflage 2012
2. Auflage 2013
Umschlaggestaltung: Michael Reichmuth

Printed in Germany

INHALT

VORWORT

Mit Mitte zwanzig hatte ich unbeschwert bunte Ideen für mein Leben. Gerade mit der Ausbildung zur Apothekerin fertig, wollte ich die Welt für mich gestalten, zumindest einen kleinen Teil davon. Den Teil, den ich bei optimaler Ausnutzung meines Radius ohne halsbrecherische Akrobatik erreichen konnte, um mich in ihm wohlzufühlen. Ich wollte ein unaufgeregtes Stück Glück mein Eigen nennen, das ich zwar ohne eindeutig abgrenzbare Konturen, aber trotzdem klar für den Verlauf meines Lebens vor mir sah.

Mit der Kontur, die sich dann aber in mein Leben malte und mir fortan den Radius vorgab, hatte ich wahrhaftig nicht gerechnet.

Mit 27 Jahren bekam ich Multiple Sklerose. Die Diagnose schlug wie ein Blitzschlag aus dem Nichts in mein Leben ein, in dem bisher alles so wunderbar „glatt gelaufen" war.

„Versuchen Sie, ganz normal weiterzuleben!", machte mir die einfühlsame Ärztin damals nach der Diagnosestellung Mut. Und das wollte ich auch versuchen.

Aber wie geht das genau im Alltag? Kann ich einfach da wieder anknüpfen, wo mich der Ausbruch dieser Krankheit kalt erwischt hat? Wo finde ich die Spielregeln, die ich beachten muss, damit das Spiel für mich nicht aus dem Ruder läuft? Wie finde ich den richtigen Halt, der mich in unkalkulierbaren Zeiten nicht verzagen lässt, wenn ich den Boden unter den Füßen nicht mehr richtig spüren kann? Was kann mir helfen, mit diesem oftmals schrägen Körpergefühl durch meinen Tag zu kommen?

Ich habe die schubförmige Verlaufsform der MS und bis jetzt haben sich glücklicherweise die Beschwerden immer wieder zurückgebildet, wenngleich die uneingeschränkt „leichten Zeiten" mit meinem Körper in den letzten Jahren seltener geworden sind.

Seit vielen Jahren mache ich eine Basistherapie und habe diese auch immer mit verschiedenen alternativen Therapien begleitet.

Mittlerweile gehöre ich zu den Ü40ern und habe mit und durch die

MS verschiedene mal schwarz-weiße, mal bunte Erfahrungen gemacht, von denen ich hier berichten möchte.

Auf der Suche nach einem Instrument, mit dessen Hilfe ich die Herausforderung bewältigen bzw. die neuen Gegebenheiten besser annehmen kann, bin ich „zufällig" auf einen Meditationskurs gestoßen und habe so unter Anleitung mit dem regelmäßigen Meditieren begonnen.

Dadurch habe ich einen völlig neuen Akzent in meinem Leben gesetzt und mir ein bislang unbekanntes Stück Glück beschert, für das ich sehr dankbar bin.

Auf diese Weise hat mir die MS, trotz all der Radiuseinschränkungen, die sie mir auch gebracht hat, etwas sehr Wertvolles beschert, nämlich eine Veränderung im Bewusstsein und einen anderen Blick auf mein Leben, auf das Leben überhaupt.

Man hört und liest sehr viel über die sogenannte Sinnfrage des Lebens. Gerade in Krisenzeiten und der damit oft verbundenen Konfrontation mit Verlust und Einschränkung drängt sich diese Frage besonders auf.

Hat mein Leben noch Sinn, was bin ich noch wert, wenn ich nichts zu leisten imstande bin?

Auf meiner bisherigen Wegstrecke mit der MS war auch ich schon oft mit dieser Frage beschäftigt. Eine Antwort habe ich genau in jener Zeit erhalten, in der mich ein sehr intensiver Krankheitsschub regelrecht „lahm" legte und ich daher außerstande war, mein Dasein über Leistung und das Funktionieren des eigenen Körpers zu definieren.

HAUPTSACHE GESUND?

Na klar, sagt der Verstand. Aber neben dem Verstand meldet sich aus dem tiefen Inneren noch eine andere Stimme zu Wort, die mich zu einer differenzierteren Sicht einlädt: „Schön, wenn du gesund bist, das wünsche ich dir! Doch welche Gesundheit ist das, die dir da so wichtig ist? Achtest du in deinem Leben auch auf mein Heil-Sein?"

Es ist dies die leise Stimme der Seele. Sie möchte sanft wachrütteln und die Sichtweise hinterfragen, mit der ich meine Prioritäten im Alltag setze.

Aus welcher Quelle speist sich meine Kraft, mein Dasein überhaupt?

Während jenes starken Krankheitsschubes konnte ich nichts tun, außer

Liebe zu empfangen und auch selber zu verschenken. Dies ist die Basis allen Daseins, das habe ich besonders in dieser Zeit tief so empfunden.

Ich war und bin auf tauben Sohlen unterwegs zu meinem wahren Selbst, das von der MS unberührt bleibt und ein Gefühl des inneren Friedens verbreitet, auch dann, wenn die äußere Lebenssituation gerade sehr schwierig ist. Ich habe erfahren, dass davon der Kern meines Wesens, mein Selbst, nicht angegriffen werden kann. Mein Selbst, die Quelle, die mich speist, finde ich in mir, nicht außerhalb von mir. Die Quelle ist immer präsent, auch wenn ich, geschüttelt von schwierigen Gegebenheiten, genau das infrage stellen möchte, mich allein gelassen fühle und mich so von ihr abschneide.

Die Quelle aber versiegt nicht.

Mit diesem Buch möchte ich all jene erreichen, die – wie ich – auf der Suche sind.

Die ihre Lebenssituation, ihre Krankheit oder tragische Erlebnisse in ihrem Leben zu verarbeiten suchen.

Die ihre Verhärtungen – bei mir sind sie in Form von sklerosierten Herden, d. h. vernarbten Verhärtungen in Gehirn und Rückenmark, sogar sichtbar – aufweichen wollen.

Die wie ich wissen, dass sie dafür Hilfe benötigen.

Göttliche Hilfe, die sich in vielfältigster Form zeigen kann.

Traue ich Gott diese Hilfe in meinem Alltag überhaupt zu?

Will ich seine Hilfe? Ganz konkret? Und will ich die Hilfe nur in der Form, die ich mir vorgestellt habe?

Manchmal schwirrt in den Köpfen sogar noch die Idee von chronischer Krankheit als Strafe oder Prüfung Gottes umher. Ich glaube keineswegs an eine solche These – ein strafender Gott ist mir unvorstellbar.

Wir haben aber immer die Wahl, mit scheinbaren Unabänderlichkeiten so oder anders umzugehen, unser eigenes Leben selbstverantwortlich in die Hand zu nehmen und uns immer wieder in jeder Situation aufs Neue ganz bewusst mithilfe unseres freien Willens zu entscheiden: Verbitterung oder Hoffnung? Fesselnde Angst oder befreiende Liebe?

Ich möchte Ihnen gerne meinen bisherigen Weg vorstellen und die für mich markanten Kreuzungen näher beschreiben. Vielleicht kann ich Ihnen mit diesem Buch den einen oder anderen Anstoß geben. Gerne möchte ich so einen Teil der Hilfe und Zuwendung weitergeben, die ich auf meinem Lebensweg bis jetzt schon geschenkt bekommen habe.

Erste Zeilen und ihre Umbrüche – ein Aufbruch

Ich tue es einfach!

Jetzt – genau jetzt!

Ich beginne mit der Umsetzung einer Idee, die nicht meinem Verstand entsprungen ist, sondern als Gefühl geboren wurde.

Eine Idee, die liebe Menschen aus meinem Umfeld mit mir und für mich visualisiert haben.

Kann das gehen?

Heute Morgen spüre ich: JA!

Es ist ein drückender, schwüler Morgen im Mai und genauso fühle ich mich auch. Das Wetter strengt an, nährt meine Müdigkeit.

Ich bin im Moment noch angeschlagen von einem MS-Schub, der mich und meine Familie die letzten vier Monate beschäftigt und vereinnahmt hat. Aber ich stehe mit meinem Mann und meinem Sohn auf, um sie beide wenigstens kurz zu sehen und mit ihnen zu sprechen, bevor sie das Haus zur Arbeit und zur Schule verlassen.

Danach lege ich mich wieder ins Bett, wie ich es in den letzten Wochen so oft getan habe. Heute Morgen aber ist es mir unmöglich, direkt wieder einzuschlafen. Viele Gedanken durchstöbern mein Gehirn und ich merke: So kann das nicht gehen.

Also versuche ich, mir für meine tauben Füße etwas Gutes zu tun, und stelle mir eine wunderschöne grüne Landschaft vor, in der alles blüht und wachsen will. Inmitten dieser Szenerie entspringt dem Boden ein wallender Born (so wie es ihn in der Eifel wirklich gibt). Nur dass dieser hier mit seiner enormen sprudelnden Kraft in Fußhöhe verbleibt, statt weiter hochzusteigen. Ein herrlicher, großer, natürlicher Whirlpool.

Seine Oberfläche ist von einem hellweißen Licht bedeckt, das geradezu dazu einlädt, mit den Füßen hineinzugehen. Während ich das tue, spüre ich die starke Energie, die jetzt deutlich durch die Fußsohlen in meinen Körper fließt und ihn nach und nach ganz einhüllt. Auch mein eben noch so müder Kopf taucht darin ein.

Ich versuche, dieses wohltuende Gefühl verstärkt in meinen MS-tauben Füßen und Händen zu spüren. Es fängt heftig an zu kribbeln und noch jetzt ist in meinen Händen der Bär los (oder sind es nicht doch eher Kompanien von Ameisen?), während ich dies schreibe.

Ein positiv aufgeregtes Herzklopfen und einzelne Satzfragmente, die nun in meinem Kopf auftauchen, veranlassen mich, doch wieder aufzustehen und den Computer hochzufahren.

Also dann: JETZT entstehen die ersten Zeilen dieses Buches, mit dem ich Menschen erreichen möchte, Menschen wie Sie, die Sie aus irgendeinem Grund auf dieses Buch gestoßen sind.

Welcher Grund?

Früher hätte ich solche Gründe für blanken Zufall gehalten: „Ich habe halt zufällig darüber gelesen!", oder: „Eine Freundin hat mir zufällig davon erzählt!"

Wenn dies alles immer nur Zufall wäre, gäbe es dieses Buch nicht. Denn es sind genau diese augenscheinlichen „Zufälle", die mich zu diesen Zeilen geführt haben.

Kommen Sie mit in diese Zeilen hinein?!

Blind Date: „Gestatten? MS, mein Name!“

Es ist ein kalter Februarmorgen, als ich mich auf den Weg zur Arbeit mache.

Mein Mann und ich wohnen in seinem Heimatort in einer schönen Wohnung, die uns beiden nach der Unterkunft im Studentenwohnheim, in dem jeder von uns in einer Wohngemeinschaft mit insgesamt neun Bewohnern gelebt hat, vorkommt wie ein Herzogtum.

Es war zwar eine sehr abwechslungsreiche Zeit des Studiums vor unserer Hochzeit. Aber was die Wohnsituation betrifft, finde ich es ehrlich gesagt jetzt auch erholsam, mir nicht vor dem Kochen in der Gemeinschaftsküche einen Spülweg durch das angehäufte benutzte Geschirr meiner Mitbewohner zu bahnen.

Ebenso spreche ich mir heute vor dem Weg in die Dusche nicht zuallererst Mut zu, um mich dort hineinzubegeben, da ich genau weiß, dass vor mir schon mindestens vier Kolleg/innen geduscht haben, ohne beim Rausgehen noch mal zurückzuschauen.

Selber schuld. Als Schlafmonster komme ich eben nicht früher aus dem Bett.

Diese Gemeinschaftserlebnisse hatten durchaus ihren eigenen Charme – und ich muss heute noch schmunzeln, wenn ich daran zurückdenke –, aber es hat eben auch alles seine Zeit.

Die Erlebnisse, die wir gemeinsam auf „unseren Fluren“ hatten, möchte ich nicht missen. Verschiedenste Charaktere waren hier gezwungen, miteinander auszukommen, und so haben wir uns gegenseitig geachtet und bereichert.

Als ich dann mein Studium der Pharmazie beenden konnte und in der Apotheke, in der ich mein einjähriges Praktikum absolviert hatte, eine Vollzeitstelle als Apothekerin bekam, haben wir noch im gleichen Jahr geheiratet. Es gab keinen Grund für uns, länger zu warten. Das mögen zwar meine Eltern damals anders gesehen haben und ich erinnere mich noch gut an den Gesichtsausdruck meines Vaters, als wir dies freudestrahlend verkündeten. Denn mein damaliger Freund Guido war noch mitten in seinem Jurastudium, und so war zunächst ich es, die den Unterhalt für uns nach Hause bringen sollte. Wer in dieser Zeit für das Bettenmachen zuständig war, konnten wir einvernehmlich klären.

Für die Generation unserer Eltern war das alles eine ungewohnte Vorstellung. Wir beide waren uns jedenfalls einig!

So haben wir also unser Vorhaben Realität werden lassen und sind gerade mal drei Jahre verheiratet. Guido befindet sich nach seinem ersten Staatsexamen kurz vor Beginn seines Referendariats.

Alles läuft seinen „normalen" Gang bis zu jenem Tag, an dem die Landschaft, die ich auf meiner halbstündigen Fahrt zur Apotheke durchfahre, weiß gefroren das kalt-taube Gefühl in meinen Füßen malt.

Da ich mich, seit ich denken kann, als kaltfüßiges Wesen kenne (wer geht schon mit Mitte zwanzig mit Bettsocken schlafen?), messe ich dem Zustand noch keine Bedeutung bei, dass meine Füße heute Morgen eiskalt sind und einfach nicht warm werden wollen.

Ich ahne noch nicht, dass sich hier gerade etwas entwickelt, das mein Leben nicht nur schubartig, sondern auch nachhaltig verändern wird.

In der Apotheke ist einiges los und die Patienten fordern meine konzentrierte Aufmerksamkeit. Daraus resultiert zwar eine rege Durchblutung im Denkorgan Kopf, aber bis in die Füße scheint diese nicht vorzudringen. Diese werden einfach nicht wärmer, sondern verhalten sich weiter taub und es macht sich ein mulmiges Gefühl in mir breit.

Es beansprucht im Laufe des Tages immer mehr Raum, denn das unbekannt taube Gefühl steigt weiter hoch. Am späten Nachmittag ist es an den Knien angekommen, und so gehe ich etwas früher, um noch bei meinem Hausarzt vorbeizuschauen.

Natürlich habe ich schon eine Diagnose im Kopf, denn erst vor einem Jahr hatte ich Borreliose und ich weiß, dass es in der Folge zu einer Neuroborreliose kommen kann, die eben solche Symptome zu verursachen in der Lage ist.

Ich werde zum Neurologen überwiesen, der mich nach eingehender

Untersuchung bereits am folgenden Morgen ins Krankenhaus einweisen will.

Aber das geht ja jetzt gerade gar nicht!!! Ich habe doch meine Nase auch mit geschlossenen Augen einwandfrei mit dem Zeigefinger getroffen! Außerdem ist es Freitag und ich sträube mich, das Wochenende über in der Klinik „auf Halde" zu liegen.

Also verspreche ich hoch und heilig, dass ich mich sofort dorthin begebe, sobald die Symptomatik höher steigt und droht, das Atemzentrum zu erfassen. Na, das sind ja rosige Aussichten! Mittlerweile ist das Taubheitsgefühl bis zum Rippenbogen aufgestiegen und es fühlt sich einfach eklig an. Was soll ich denn jetzt damit?

Ich verhalte mich ruhig und habe mich ja nun schon mit einem Krankenhausaufenthalt (aber nur für kurz) ab Montag angefreundet.

Als sich aber schon samstags Missempfindungen in der Zunge ausbreiten, bekomme ich Panik und lasse mich von Guido sofort nach Bonn in die Klinik fahren. Dort hat die diensthabende Ärztin natürlich ausschließlich auf mich gewartet und ist hoch erfreut, mich zu sehen …

Trotzdem ist sie sehr nett zu mir und verordnet mir zunächst strikte Bettruhe, sollte es sich um einen aufsteigenden Virusinfekt handeln.

Tatsächlich bin ich froh, nun hier zu sein. So schnell kann's gehen.

Mit Beginn der Woche laufen dann alle nötigen Untersuchungen an: Lumbalpunktion, EEG, EMG, VEP, Doppler und MRT (Erklärungen finden Sie im Anhang).

Es gibt richtig viel zu tun …

Ich hoffe zutiefst, dass man im Nervenwasser Borrelien findet, denn dann bekäme ich Antibiotikainfusionen und könnte in absehbarer Zeit wieder nach Hause.

Es kommt aber anders.

Bereits donnerstags bekomme ich das Ergebnis, gute und schnelle Arbeit. Und das Resultat?

Es ist Weiberdonnerstag im Rheinland, also eigentlich Ausnahmezustand zwischen Luftschlangen, Berlinern und Alaaf-Rufen.

Ja, es ist wirklich Ausnahmezustand. Für mich.

An diesem Tag bricht meine Welt für mich zusammen. Encephalomyelitis disseminata. WAS? Multiple Sklerose!

Augenblicklich öffnen sich meine Tränendrüsen und produzieren an diesem Tag sehr fleißig und beständig die sichtbaren Boten einer überschießenden Angst.

Zur Toilette brauche ich an diesem Tag nicht mehr, denn auszuscheidende Flüssigkeit ist keine mehr übrig.

„Ansonsten sind Sie aber kerngesund!" Komisch nur, dass mich diese ärztliche Aussage nicht mehr erreicht.

Guido muss über die Autobahn geflogen sein, so schnell ist er bei mir, nachdem ich ihn benachrichtigt habe.

Wie kann das jetzt weitergehen? Wir wünschen uns doch so sehr auch Kinder! Ich werfe für meinen Mann das Angebot in den Raum, sich seine Bindung an mich sehr gut und neu durch den Kopf gehen zu lassen, obwohl mein Herz dabei laut aufschreit.

Und das ist einer dieser tief gehenden Momente, in dem er mir zusichert: „Wie kannst du nur auf diese Idee kommen? Natürlich hatte ich immer eine konkrete Vorstellung von Familie mit Kindern. Und hättest du eine völlig andere Vorstellung vom Leben gehabt, hätten wir wohl nicht zueinandergefunden. Aber es kam mir auf deine Einstellung an, nicht darauf, ob wir diese auch verwirklichen können. Unser Weg bleibt unser gemeinsamer Weg!"

Das ist ein entscheidender Moment in meinem Leben und das erste aufkeimende Gefühl davon, dass ich ICH bin. Ich bin nicht meine MS! Und: Es nützt nichts, sich gegen das, was bereits ist, zu wehren. Das ist blanker Irrsinn.

Leichter gesagt als getan!

Wir wollen die Zukunft gemeinsam anpacken und von nun an versuche ich, nur den jeweiligen Tag im Blick zu haben und mich nicht in Grübeleien zu verlieren.

Es läuft die Cortisonstoßtherapie mit 3 x 1000 mg Infusionen an drei aufeinanderfolgenden Tagen an. Schon nach wenigen Tagen soll ich zum Essen das Zimmer verlassen, um gemeinsam mit den anderen Patienten der neurologischen Station auf dem großen, wohnlichen Flur die Mahlzeiten einzunehmen. Innerlich wehre ich mich dagegen: „Lasst mich doch in Ruhe!"

Widerrede wird aber nicht akzeptiert (davon konnten meine Eltern nur träumen), und so lasse ich zunächst die Prozedur energielos über mich ergehen. Eine bessere therapeutische Maßnahme, als mich zum regelmäßigen zwischenmenschlichen Kontakt mit den anderen Patienten zu nötigen, ist mir in dieser Zeit kaum widerfahren – jedenfalls nicht, was meine Psyche betrifft.

Es ist für mich der Beginn eines eigenständigen Lebensabschnittes, an den ich mich heute gerne erinnere. Was haben wir zusammen gelacht und uns gegenseitig Mut zugesprochen. Wir waren uns wohl bunte Töne im Farbspiel der Palette, wie man mit Krankheit umgehen kann.

Mit am Tisch sitzt ein älterer Parkinson-Patient, ehemals Lehrer, der durch die typische Bewegungslosigkeit in der Gesichtsmimik gezeichnet ist. Es kommt vor, dass er eine halbe Stunde lang unseren Unterhaltungen folgt, ohne durch ein Lebenszeichen dazu beizutragen. Er ist einfach nur anwesend, aber eben nicht abwesend, wie es den Anschein hat. Nicht nur hier trügt der Schein.

Er hat ein ausgesprochen gutes „Timing" und wartet passgenau auf seinen Einsatz, der ihn dann zu einer etwas abgehackten, aber sehr originellen Äußerung befähigt, die uns regelmäßig vor Gelächter fast unter den Tisch befördert. Denn er ist ein ausgeprägt humorvoller Mensch, dessen Äußeres das glatte Gegenteil vortäuscht.

Er lässt uns auch an seinen Problemen teilhaben, als er beschreibt, dass es ihm unmöglich ist, seinen Gang im richtigen Moment abzubremsen. „Ich sehe zwar die Tür, an die ich anklopfen möchte, und kann in etwa die Entfernung abschätzen. Aber meine innere Bremse versagt regelmäßig, und wenn es schlecht läuft, erlebe ich mit der Tür einen schmerzhaften Zusammenprall."

Da liegt das Beschwerdebild eines weiteren Mitflurbewohners ganz anders, der aufgrund eines dubiosen Virusinfektes von heute auf morgen im Rollstuhl gelandet ist. Ihn zeichnet ein immens eiserner Wille aus, wieder fest auf den eigenen Beinen zu stehen. Dieses feste Vorhaben ist sogar gefährlich für ihn, da er es unbedingt ohne fremde Hilfe schaffen will. So knallt er im Krankenhausschwimmbad auf den harten Boden, da er ausgerechnet in diesem rutschigen Bereich versucht, mal eben alleine aufzustehen.

Er hat eine Leidenschaft für Tierdokumentationen und wir sind durch ihn immer bestens im Bilde, wenn das Fernsehen etwas in der Richtung hergibt. Jeder Tierfilm hat mich bis heute einen Gedanken an ihn abschicken lassen!

Direkt mir gegenüber sitzt eine Frau im Rollstuhl am Tisch, die ebenfalls MS hat, dies aber schon länger. Sie strahlt in erster Linie Verbitterung aus und ich merke, dass sie mir nicht guttut. Die allgemein freudige Nahrungsaufnahme (denn gibt es im Krankenhaus schon eine schönere Abwechslung als das Rätselraten darüber, welches Essen man noch am Anfang der Woche auf dem Wunschzettel angekreuzt hatte …) ergänzt sie durch ein für mich leibhaftiges Bild der Trostlosigkeit: Sie hält eine strenge Diät ein, die ihr aber eigentlich nicht viel gebracht hat. Statt kaubarer Nahrung nimmt sie zu jeder Mahlzeit ca. 20 Vitaminpillen ein und ist somit immer als Erste mit dem Essen fertig und langweilt sich fortan.

Sie denkt sich wohl, sie tut jeden Tag etwas gegen – oder womöglich für (?) – ihre Krankheit. Ich weiß für mich, ich würde jeden Tag denken: „Musst du aber krank sein …!“

Richtige Freundschaft schließe ich mit meiner Tischnachbarin. Es hat sich eine imaginäre Tischordnung ergeben und wir halten sie sogar ohne akkurat aufgestellte Tischkärtchen gerne, vielleicht sogar intuitiv ein: eine herzliche, liebevolle Frau mittleren Alters, die eine sehr seltene Nervenerkrankung hat: so gut wie sechs Richtige im Lotto, nur mit weniger ertragreichem Ergebnis.

Sie freut sich immer wie eine Schneekönigin, wenn ihr Mann sie mit den täglich frischen Brötchen besucht, die die Graubrotauswahl hier vor Ort etwas aufpeppen sollen. Wir merken Parallelen in unserer Wetterfühligkeit und schon morgens wissen wir beide genau, dass es kein so leichter Tag wird, wenn wir wieder unsere nicht vorhandenen Licht-Glühwürmchen im Gesichtsfeld tanzen sehen. Während es bei mir nach der Sehnerventzündung bei einem „Blick durchs Milchglas“ geblieben ist, sieht sie häufiger Doppelbilder.

„Na ja, so habe ich halt ein Buch doppelt so schnell ausgelesen …“ Es geht ihr richtig dreckig, aber ihr Lachen hat sie nicht vor der Stationstür abgelegt.

Eine Mitpatientin mit diffusen neurologischen Symptomen fragt vorsichtshalber keinen Arzt genauer, was sie nun hat. Ihr Mann scheint mehr zu wissen, übt sich aber fleißig im Formulieren von Allgemeinplätzen. Versicherungstechnische Fragen stehen im Vordergrund.

Vehement wird ein wildes Aktionsprogramm für die Zukunft entworfen, wenn sie wieder zu Hause sein wird. Im Moment sitzt sie im Rollstuhl und wir verfolgen diesen Realitätsverlust ratlos, auch wortlos.

Während ich mit einer Krankenschwester gemütlich in der Sitzgruppe im Flurbereich verharre und ihr beim Zusammenlegen von frisch gewaschenen Antithrombosestrümpfen helfe (man wundert sich ja, welche Alltagstätigkeiten nicht alle therapeutischen Stellenwert haben können), beobachte ich einen älteren Mann, der nach einem Schlaganfall im Rollstuhl sitzt. Er ist halbseitig gelähmt, sodass ihm auch nur noch einer seiner Arme gehorcht. So versucht er, mit einem Bein und einem Arm sein Gefährt geradeaus nach vorne zu bewegen, und er schafft es auch! Nachdem er sich eine Dreiviertelstunde im Kreis gedreht hat.

Er hat für sich still und beharrlich einen Kampf geführt, den er gewonnen hat.

Ein langer, gerader Flur als Herausforderung zum Kampf!

Als bei mir die Cortisontherapie allmählich greift, wechselt das Taubheitsgefühl über zu extremen Missempfindungen. Kribbeln, Vibrieren, Zucken, Brennen, Kälteempfinden und Schmerzen: die ganze Bandbreite, die Nerven so auf Lager haben. Gehen kann ich zwar, aber es fühlt sich so widerlich und gänzlich unbekannt an, dass ich es am liebsten lassen würde. Jeder Schritt ist mir eine Überwindung und am Ende eines Tages ist die meiste Energie ins Aushalten der Auswüchse der Nervenregeneration geflossen. Ich könnte gefühlt mehrere elektrische Geräte mit Strom versorgen und manchmal wünsche ich mir, wenigstens mal fünf Minuten Pause zu haben. Wie kann man sich das vorstellen, ohne es je gespürt zu haben? Das ist schwer zu transportieren. Ich kann zunächst nur mitteilen, dass bitte niemand aufmunternd an meine Beine dranklopft oder sie nur berührt. Das löst eine Kette von höchst unangenehmen bis schmerzhaften Reaktionen in meinen Nervenbahnen aus und verursacht mir augenblicklich einen Würgereiz.

Ich flechte nach Anleitung meiner Ergotherapeutin fleißig Weidenkörbe, um der Steifheit in meiner linken Hand entgegenzuwirken.

Zahlreiche Exemplare, die dem Osterhasen in diesem Jahr die freie Nesterauswahl bieten!

Auf ärztlichen Rat hin lasse ich mich auch auf autogenes Training ein, wobei die äußeren Voraussetzungen dafür nicht gerade genial sind. Wir liegen schön „gemütlich“ in einer riesigen Turnhalle. Wir sind so ungefähr 40 Personen.

Das Konzentrieren auf die einzelnen Körperteile ist das krasse Gegenteil dessen, was ich den ganzen Tag über versuche: nämlich, mich von genau diesem widerlichen Körpergefühl abzulenken.

Ich mache drei Versuche an verschiedenen Tagen und breche jedes Mal ab, weil es mir so übel wird, dass ich Sorge trage, die neben mir liegende Person mit einer unschönen Duftnote zu versehen … Ich brauche dann in der Folge richtig viel Zeit, um mich von der Entspannungsmaßnahme zu entspannen.

So komme ich für mich zu der Beurteilung: „Das bringt mir nichts und ich kann diese totale Ruhe nicht ertragen.“

Die täglichen Anfragen nach meinem Befinden aus meinem besorgten und mitfühlenden Umfeld werden immer gleich beantwortet. Eine Besserung aus diesem Zustand ist in Tagesschritten nicht ernsthaft zu erwarten. Man darf höchstens wöchentlich einen Vergleich ziehen. Das habe ich mittlerweile verstanden. Manche haben hier regelrecht ihren Zweitwohnsitz angemeldet und auch ich richte mich immer häuslicher ein.

Nach einigen Wochen darf ich immerhin zum Wochenende nach Hause. Dort komme ich mir jetzt im Vergleich zu den Menschen, die mich umgeben, ziemlich krank und eingeschränkt vor. Jedoch zurück auf Station weiß ich, wie vielen Menschen es so viel schlechter geht als mir.

Es ist ein Wechselbad der Gefühle!

Ich lerne die ersten Lektionen bei der für viele (verständlicherweise) schwierigen Gratwanderung zwischen Mitgefühl und Mitleid.

Dem ach so traurigen Blick mancher „mitleidender" Augen mag ich mich nicht fortwährend aussetzen. Diese Traurigkeit bei meiner Anwesenheit zieht mich runter und zeigt mir die scheinbare Hoffnungslosigkeit meiner Diagnose nur noch deutlicher.

Aber ich will doch den Mut nicht verlieren!

Authentisches Mitgefühl hingegen tut mir gut, trägt mich durch die schwierige Zeit und hilft dabei, inmitten der Taubheit und der irrlaufenden Gefühle auszuharren und die Hoffnung auf ein „normales" Leben nicht aufzugeben.

Was ist eigentlich ein „normales" Leben?

Nach sieben Wochen zwischen Abwarten und eisernem körperlichen Training werde ich aus der Klinik entlassen. Nachdem ich dem Stationsalltag also den Rücken kehre, komme ich mir vor, als würde ich zum zweiten Mal das Seepferdchen machen. Erste Schwimmzüge im Ozean „da draußen".

Das „normale" Leben hat mich wieder … aber habe ich es auch?

Schon bald versuche ich den Weg zurück ins Arbeitsleben, als aber die stufenweise, sich über wenige Stunden erstreckende Wiedereingliederung gerade anläuft, flackert der Schub erneut auf und es heißt: „Kommando zurück". Wieder Taubheit. Wieder Cortisoninfusionen. Wieder abwarten. Wieder bangen und hoffen, wie noch so oft in den kommenden Jahren.

Aber beim zweiten Anlauf klappt es und ich kann mich langsam und allmählich wieder auf meine Vollzeitstelle in dem Beruf, der mir wirklich Spaß macht, hocharbeiten.

Das ist allerdings mit Einschnitten auf anderer Ebene erkauft. In meiner Freizeit lege ich mich viel hin und muss die Kraft nachtanken, die mich der Alltag mit seinen so normalen Anforderungen kostet. Normal ist eben relativ.

Der Tag in der Apotheke ist glücklicherweise durch eine eineinhalbstündige Mittagspause unterbrochen, die ich in aller Regel alleine dort verbringe. Ich dunkele mir das Nachtdienstzimmer ab, ziehe das Sofa aus, stelle mir den Wecker und versuche nun täglich, die Zeit zum Schlafen zu nutzen, um meinen Akku aufzufüllen. Mit noch nicht mal 30 Jahren spiele ich mitten am Tag Nacht, da sich sonst mein Tag schon im Laufe des frühen Nachmittags wie von selber verdunkelt, wenn meine Kraftjalousien – von meinem zentralen Nervensystem ferngesteuert – automatisch heruntergelassen werden.

Also verordne ich mir selber diese regelmäßige Ruhepause, um bewusst die Anspannung zu unterbrechen und richtig abzuschalten.

Das gelingt mir zunächst nicht, da eine innere Stimme zunehmend lauter schreit, je länger ich wach daliege: „Du musst unbedingt schlafen!" Natürlich ist es kein Wunder, dass dies nicht funktionieren will.

Erst als ich gelassener werde und mir mantraähnlich vorbete: „Es ist ganz egal, ob du schläfst. Hauptsache, du ruhst!", gelingt mir nun fast täglich das halbstündige Mittagsschläfchen.

So kommt es von jetzt an öfter vor, dass sich die Patienten, die sich kurz nach halb drei in der Apotheke einfinden, über die Knitter-Liegefalten in meinem Gesicht wundern.

„So jung braucht man doch wohl noch keinen Mittagsschlaf", mag da der eine oder andere gedacht haben.

Eine gerade begonnene Weiterbildung zum Fachapotheker für Offizinpharmazie breche ich ab, da ich mir eingestehen muss, dass es mir einfach zu viel ist. Ganze Wochenenden für viel Geld in dunklen Seminarräumen zu verbringen, während draußen die Sonne scheint und mir die frische Luft sowie die Gesellschaft meiner Familie und Freunde viel besser bekommen, tue ich mir nicht mehr länger an. Das ist es nicht wert.

Hat eine Zeit gedauert, bis ich mir das erlauben konnte.

Der normale Apothekentag funktioniert aber allmählich wieder recht gut.

Lediglich jeder kleine Infekt, der mich trifft, ruft die alte Symptomatik zurück, da dann die Abwehr zu arbeiten beginnt und bei mir schnell über das normale Maß hinausschießt. Außer den Bakterien und Viren, die bekämpft werden sollten, werden auch die Nervenstränge wieder attackiert. Gerade in der Apotheke hat man aber häufig Kontakt zu erkälteten Menschen, steht also sozusagen an der Front des immunologischen Kampfgeschehens, was einen Neurologen einmal zu der Aussage veranlasste: „Sie haben halt den falschen Beruf!"

Ach so … da drängt sich die altbekannte Frage mit dem Huhn und dem Ei auf. Da hätte ich wohl vor Beginn meiner Ausbildung einmal von dem futuristischen Rührei kosten sollen, bevor ich mich auf das Huhn eingelassen habe, oder wer war da noch zuerst?

Vielleicht wäre mir ja dabei ein leicht fader Beigeschmack aufgefallen, obwohl ich Rührei wirklich gerne esse, genau wie ich gerne kranken Menschen in der Apotheke helfe, so gut ich kann.

Meinen Beruf hatte ich mir nun mal ausgesucht, bevor meine Abwehrzellen beschlossen, ein wenig schräg drauf zu sein. Weder hier noch im übrigen Leben kann ich mich unter eine sterile Glocke setzen, die mich zwar schützt, aber auch von meinem eigenen Leben abschneidet. Also versuche ich, so wenig wie möglich über die Ansteckungsgefahr in der Apotheke nachzudenken.

Wie gesagt, normal ist relativ. Auch dann, wenn eine Frau um die achtzig wehleidig über ihren Fließschnupfen klagt, der sie im Moment so sehr belastet und sie in ihrer sonst so rüstigen Alltagsbewältigung beeinträchtigt. Ein „normaler" Schnupfen, der wieder vergeht.

Nachdem sie mich prustend angeniest hat, richtet sie mahnend tragende Worte an mich: „Seien Sie froh, dass Sie noch so jung und gesund sind! Wenn Sie erst mal so alt sind wie ich, werden Sie noch an meine Worte denken! Genießen Sie die Jugend!“

Tja. „Das genau hatte ich unbeschwert vor!“, denke ich und muss gleichzeitig an die Kinder denken, die schon in so frühen Jahren mit einer solchen Krankheit konfrontiert werden und es viel schwerer haben als ich.

Ich muss zwar um meine Fassung etwas ringen und die großzügig in meine Atemwege eingeschleusten Viren zu vergessen versuchen, aber schließlich steht mir ja nicht auf der Stirn geschrieben, was los ist. Ich humpele ja nicht und der innere Tumult meiner Nervenbahnen bleibt nach außen unsichtbar.

Ich jedenfalls nehme mir vor, nicht vorschnell Urteile über meine Mitmenschen und deren Lebenssituation zu fällen, die nur auf einem flüchtigen äußeren Eindruck gründen.

1997 werde ich dreißig und wir feiern ausgiebig mit der ganzen Familie und allen Freunden, die mit uns auf dem Weg geblieben sind. Ich weiß, dass das nicht selbstverständlich ist, denn eigentlich unterhält man sich doch erst ab sechzig beim Kaffeekränzchen über Krankheiten, oder?

Das Schöne aber ist, dass wir uns eben ohne Vorbehalte wie vorher auch über alles Mögliche unterhalten können und meine MS bei Weitem nicht das vorherrschende Thema ist. Ganz und gar nicht. Aber alle wussten von Anfang an Bescheid und wurden mit eingebunden. Und so wird auch Rücksicht genommen, wenn es nötig ist. Mit dem Prinzip „Totschweigen“ hätte ich nie leben können.

Besonders schön ist es aber, wenn wir in guten Zeiten ausgelassen zusammen tanzen und feiern oder ich mich im Urlaub trotzdem mal wie früher aufs Surfbrett traue.

Dass ich hierbei öfter vom Brett ins Wasser segele, macht mir nichts aus.

Wäre auch ohne MS passiert!

So entwickele ich im Laufe der Zeit ein recht gutes Körpergefühl und weiß, wann was geht und wann nicht.

Ich teste eine homöopathische Behandlung aus, die mich von nun an regelmäßig und vor allem dann, wenn es brennt, begleitet.

Damals im Studium sollten wir im Labor homöopathische Arzneimittel herstellen und haben uns köstlich amüsiert, dass die Wirksamkeit der Mischungen auch vom zehnmaligen Schütteln des Behältnisses gegen den Erdmittelpunkt erreicht werden soll. Damals wusste ich es einfach nicht besser.

Heute weiß ich aus Erfahrung, dass es viel mehr zwischen Himmel und Erde gibt, als der Naturwissenschaftler manchmal wahrhaben will.

Unterstützend hilft mir diese alternative Medizin immer wieder und ich verbinde sie in meinem Körper einvernehmlich mit der Schulmedizin. Auch das geht!

Als ich gerade mit den typischen starken Schmerzen am Auge kämpfe, da der Sehnerv entzündet ist, habe ich ein echtes „Aha-Erlebnis": Der Schmerz ist so extrem, dass ich mich dabei ertappe, am liebsten mit ausgebreiteter Hand vor meinem rechten Auge herumzulaufen, damit ich es auffangen kann, falls es herausfällt. Ein sehr unangenehmes Gefühl. Mein Auge gehört mir nicht mehr.

Als ich aber meine speziell für mich nach der Elektroakupunktur nach Voll vermessene homöopathische Tropfenmischung eingenommen habe, entspannt sich noch am gleichen Abend dieses verkrampfte Gefühl. Mein Auge liegt wieder fest in seiner Höhle, wenn auch die Schmerzen nicht so schnell verschwinden.

So kann ich mir mit für mich bislang unbekannten Therapiemethoden echte Abhilfe verschaffen. Die Regulierung des Energiehaushaltes, des Energieflusses entlang der Meridiane (Energiebahnen) habe ich mittlerweile oft genug als elementare Behandlungsoption am eigenen Körper positiv erfahren. Kommt es zu Energiestau oder Blockaden im Energiefluss, so führt dies in der Folge zu Beschwerden oder Krankheit.

Hier gibt es verschiedene Möglichkeiten, mild regulierend einzugreifen. Und die gespürte Effektivität spricht für sich.

So habe ich nach und nach durch eigene Erfahrung gelernt, mich für komplementär-medizinische Therapiewege zu öffnen, um selbst zu einer Beurteilung für mich zu gelangen.

Es gibt immer mehrere Möglichkeiten einer ganzheitlich angelegten

Therapie, und so muss wohl jeder für sich die richtige Mischung finden, die ihm insgesamt guttut.

Ich würde mir wünschen, dass sich auch die Schulmedizin, die für mich ihren festen Stellenwert hat, immer mehr für eine Zusammenführung dieser beiden Zweige der Medizin öffnet, um im Sinne des Patienten und seiner Beschwerden einen bestmöglichen Zustand zu erreichen. Es wäre schön, wenn sowohl die Schul- wie auch die komplementäre Medizin ihre jeweilige Existenzberechtigung anerkennen und sich im gegenseitigen zuhörenden Wohlwollen ergänzen. Ich profitiere seit Jahren von dieser selbstverantwortlich in die Hand genommenen Zusammenführung. Im Grunde ist es eine Familienzusammenführung von Familienmitgliedern, die einst der gleichen Zielsetzung, nämlich der Heilung des Patienten, entsprungen sind, sich aber vereinzelt im Laufe der Zeit an schwarzen Schafen gerieben und sich dabei zerstritten haben.

Es könnte für das Objekt der Zielsetzung, den Patienten selber, sehr bereichernd sein, wenn das Therapiewegenetz zunehmend von Einbahnstraßen befreit würde.

Familienbande durch Entbindung

Als Guido seinen Abschluss als Volljurist in der Tasche hat, beginnt er mit dem Arbeitsleben.

So stehen wir nun an der Schwelle, an der wir gerne eine Familie gründen möchten.

Wir bereisen gemeinsam verschiedenste Arztpraxen, um uns umfangreich zu informieren und zu einer verantwortbaren Entscheidung zu kommen.

Alle malen ein für uns positives Bild, und so beschließen wir, eine eventuelle Schwangerschaft in Gottes Hand zu legen, und unser gemeinsames Vertrauen macht uns sicher, dass das Richtige passieren wird. Gleichzeitig nehmen wir uns aber auch vor, nichts zu erzwingen.

Als ich dann sehr schnell schwanger werde, fühle ich mich ausgesprochen gut und sicher. Die Schwangerschaft verläuft komplikationslos und mündet in der Geburt unseres Sohnes Matthias. Ein echter Glücksfall!

Für die Entbindung hatten wir uns die nahe gelegene Uniklinik ausgesucht, da man hier auch neurologisch direkt betreut wäre. Aufgrund der Beckenendlage entbinde ich per Kaiserschnitt und entscheide mich nach einiger Überlegung nicht für eine Vollnarkose, obwohl mir das in Bezug auf mein Rückenmark die leichtere Variante zu sein scheint. Aber ich möchte doch unbedingt den ersten Schrei meines Kindes bei vollem Bewusstsein miterleben, wenn ich schon die Wahl habe. Daher lasse ich mir eine PDA (Periduralanästhesie) legen, wenngleich es mir schwerfällt, mir bewusst die Beine betäuben zu lassen. Das ist für mich einfach supernegativ besetzt und ich bin heilfroh, als sie im Laufe des Tages allmählich wieder spürbar werden.

Glücklicherweise bleibt auch nach der Geburt in meinem Nervensystem alles ruhig. Wir sind sehr dankbar und glücklich!

Kurz nach dem Kaiserschnitt wird mir Matthias in ein Tuch gewickelt gezeigt – ganz bewusst haben die Ärzte seinen völlig verdrehten rechten Fuß eingehüllt, um mich nicht zu erschrecken.

In meinem Bauch hatte er wohl reichlich verkantet gesessen und sich mit dem mangelnden Platzangebot arrangiert. Dabei hat sein Fuß den Kürzeren gezogen. Er ist um mehr als 90 Grad von seiner Achse abgewinkelt. Die Kinderärztin versucht uns vorsichtig mit dem Sachverhalt zu konfrontieren und ist sichtlich erleichtert, dass wir keinen hysterischen Anfall erleiden, sondern mit ihr unaufgeregt die anstehenden Fragen und Behandlungsmöglichkeiten durchgehen.

Matthias erhält noch am ersten Tag seines Lebens eine Gipsschiene durch die Kinderorthopäden und wir eine Anleitung für die durchzuführenden Übungen am Fuß. Während er langsam heranwächst, wachsen auch die Therapiemaßnahmen mit. Eine OP wird aber nicht nötig. Heute ist von diesem anfänglichen Handicap nichts mehr übrig.

„Hauptsache gesund!“ Dieser immer wieder gern zur Geburt eines Kindes platzierte Satz hat für uns mittlerweile einen ambivalenten Beigeschmack.

Natürlich ist es wunderbar, wenn man ein gesundes Kind zur Welt bringt, und keine schwangere Frau wünscht sich wohl etwas anderes sehnlicher. Die Erleichterung darüber findet wohl in jenem Ausspruch ihren Ausdruck.

Aber was ist mit den Kindern, denen Gesundheit nicht geschenkt ist? Werden sie deswegen weniger geliebt? Bestimmt nicht.

Ist nicht das Leben selber das Geschenk?

Diese Fragen wirken auch und gerade vor dem eigenen „kranken“ Hintergrund!

Wer stellt die Meßlatte für lebens- und liebenswertes Leben auf?

Und wie ist das mit mir selber? Hauptsache gesund?

Was heißt eigentlich für mich Gesundheit? Jedenfalls nicht mehr nur die körperliche Variante von Wohlbefinden.

Wie kann ich meine eigene Definition von Gesundheit über die rein körperlichen Defizite erheben und mich davon befreien?

Wie krank darf ich sein, damit ich mich noch gesund fühle?

Die Antwort auf diese Frage fällt nicht nur von Mensch zu Mensch vollkommen unterschiedlich aus, sondern ist sogar individuell stark tagesformabhängig.

Ganzheitliches Denken ist gefragt.

Jedenfalls ist die Beurteilung des halb gefüllten Glases nicht starr und wird stets aufs Neue formuliert.

Gesund ist wohl, wer Liebe empfängt und auch selber verschenkt. Dafür ist die Grundvoraussetzung, zunächst sich selbst zu lieben und so anzunehmen, wie man ist.

Und hier liegt eben auch die größte Herausforderung, wenn man – auf welche Weise auch immer – nicht „unversehrt" ist. Da muss sich wahre Liebe beweisen, die stärker ist als Einschränkung. Die nicht zurückschreckt vor problematischen Lebenssituationen. Eine Liebe, die göttlich ist und der man sich gerade in seiner Unvollkommenheit öffnen darf.

Die sich in den kleinsten Freuden zeigen kann.

Die zart und leicht daherkommt und ein friedliches Gefühl von innen her verbreitet.

Eine Liebe, die nicht von der jeweiligen Erscheinungsform des menschlichen Daseins abhängig ist, sondern vorbehaltlos geschenkt wird.

Schritt für Schritt – Stein auf Stein

Als Matthias vier Monate alt ist, gehe ich stundenweise wieder arbeiten, während die Omas sich das Babysitten teilen. Ich genieße es, unseren Sohn heranwachsen zu sehen und mich gleichzeitig nicht ganz der pharmazeutischen Materie zu entwöhnen.

Auf dieser Basis klappt der Ablauf für eineinhalb Jahre richtig gut, aber dann meldet sich die MS wieder zu Wort.

Es dauert einige Tage, bis ich mir und danach meiner Familie eingestehen kann, dass es wieder so weit ist. Bei den ersten Anzeichen versuche ich es noch mit Ignoranz. Dann hoffe ich felsenfest, dass sich alles wieder verflüchtigen möge.

„Was von alleine gekommen ist, kann doch auch von allein wieder gehen!“ Toller Spruch, den ich da verzweifelt bemühe. Aber das funktioniert nicht.

Dieser Schub mit der bekannten Symptomatik in den Füßen und Beinen fesselt mich erst mal fest ans Bett.

Während ich so daliege und kaum auf meinen Beinen sein mag, fängt Matthias gerade an, die seinigen zu entdecken. Er traut sich und läuft die ersten Schritte alleine. Als wagemutiger Wirbelwind genießt er den neuerdings selbstständigen, aufrechten Gang.

Ich bin zu Tränen gerührt. Vor Freude natürlich! Aber auch Traurigkeit schwingt hier mit, da „ich gerade nicht mit dir laufen kann, mein Kind“! Wie gerne würde ich jetzt mit dir deine Welt neu erkunden, aber das müssen wir auf später verschieben, da ich meinen selbstständigen, aufrechten Gang gerade nicht aushalten kann.

Schon in dieser Zeit entwickeln wir ein bewussteres Leben, als wir es ohne meine MS wohl gelebt hätten.

Uns ist – manchmal schmerzhaft – klar geworden, dass die ganz „normalen“ kleinen Glückseligkeiten des Alltags nicht selbstverständlich sind.

Spaziergänge – und wenn sie noch so kurz sind –, im Garten arbeiten, sich in der Sonne aufhalten, schwimmen gehen, lesen können, einen Korb Wäsche bügeln, einkaufen gehen, die Füße spüren, tanzen, für die Familie kochen, klettern, einen Tagesausflug machen … all diese scheinbar nicht extra zu erwähnenden Alltäglichkeiten, die zu unerreichbaren Kostbarkeiten werden, wenn sie einem so brutal unangekündigt genommen werden. Sicherheit weg. Kontrollverlust. Prognose schwierig bis unmöglich. Krankheit eigenwillig. Nicht umsonst getauft als die Krankheit mit den tausend Gesichtern, denn je nachdem, wo die Entzündungsherde in Gehirn oder Rückenmark entstehen, zeigt sich die Symptomatik sehr unterschiedlich.

Jeder Schub bringt neues Bangen und neue Hoffnung zugleich.

Als wir anfangen zu bauen, erfüllt uns noch die lebhafte Vision von einer größeren Familie. Wir wünschen uns ein zweites Kind, insbesondere auch ein Geschwisterchen für Matthias. Guido und ich sind beide mit je zwei Geschwistern aufgewachsen und fanden dies auch für unseren eigenen Sohn sehr erstrebenswert.

Jedoch für die anstrengende Bauphase wollen wir klar unsere Kräfte bündeln, um danach mit frischer Kraft an die Vergrößerung der Familie zu denken. Außerdem hätten wir dann den nötigen Platz.

Unser Haus wächst allmählich und nach 16 Monaten, die wir relativ gut überstanden haben – abgesehen von der üblichen Bauaufregung – können wir einziehen.

Auch für den Umzug reichen die Reserven noch, aber kaum dass merklich etwas Ruhe einkehrt, schlägt auch der multiple Mist wieder zu. Er ist doch tatsächlich mit umgezogen. Ich werde ihn nicht los, hätte ihn lieber zusammen mit den aussortierten Habseligkeiten zum Sperrmüll gestellt. Hat nicht geklappt.

Mehrere Wochen halte ich mich nur im Haus auf und staune, dass mir das Angebundensein an die vier Wände bei Weitem nicht so viel ausmacht wie früher. Das mag auch an der größeren Entfernung zwischen den Wänden liegen.

Vielleicht kam nicht zuletzt aus meinem Inneren der starke Wunsch nach genügend Platz, um mich wenigstens außerhalb meiner selbst nicht mehr eingeengt zu fühlen.

Aber noch reicher ist der Blick ins Grüne, den ich jetzt vom Sofa aus genießen kann. Der nur von Wald begrenzte Blick ins Weite lässt das Hineinfühlen in meinen Körper erträglicher werden.

Mein nächster Besuch beim Neurologen ernüchtert mich auf wieder neue Weise: Da die Schübe mittlerweile immer häufiger werden und auch die Entmarkungsherde in Gehirn und Rückenmark zahlreicher die bedrohlichen weißen Flecken im MRT-Bild malen, möchte er eine immunmodulatorische Therapie (vgl. Anhang) einleiten.

Mit diesem Thema konfrontiert, bemerke ich augenblicklich den innerlichen Krampfklumpen, er zieht sich zusammen und ich blocke ab.

Die pharmazeutisch abgeklärte Stimme in mir weist mich zurecht: „Wie kannst du da noch zögern! Du bist der klassische Fall für Interferon. Die Statistik verspricht dir eine Schubverringerung von 30 Prozent! Und vor dem Spritzen hast du ja wohl keine Angst!"

Aber mein Bauch kontert: „Was sagt schon die Statistik? Mit einer Hand auf der Herdplatte und der anderen Hand im Gefrierschrank hast du statistisch gesehen immer noch normale Körpertemperatur!"

Der Schrei meines Herzens verschafft sich die volle Aufmerksamkeit: „Unter einer solchen Therapie darfst du nicht schwanger werden! Das wäre ein unverantwortbares Risiko!"

Und so höre ich mich eine Bedenkzeit herausschlagen, für mich. Für uns.

Das nächste halbe Jahr ist von Grübeln durchzogen, denn für mich steht fest, dass diese Entscheidung irgendwie endgültig sein wird. Eine Interferontherapie nach zwei Jahren nochmalig zu unterbrechen, um dann eine eventuelle Schwangerschaft einzuschieben, ist für mich keine Option.

Ich kann mir nicht vorstellen, dass eine Schwangerschaft für mich mit zunehmendem Alter leichter wird, und der Altersabstand zu Matthias wäre mir auch zu groß.

Also verbringen wir unseren diesjährigen Sommerurlaub am Bodensee auch mit dem inneren Abschluss unserer Familienplanung.

Natürlich erfüllt uns große Dankbarkeit, dass sich Matthias uns ausgesucht hat. Aber wie schrecklich erscheint uns für ihn die Vorstellung vom Einzelkind.

Können wir das überhaupt erzieherisch hinbekommen, ohne allzu sehr zu verwöhnen?

Ich ertappe mich dabei, wie ich alle Familien, die uns in diesem Urlaub über den Weg laufen, inspiziere. Wie sind sie aufgestellt? Mit wie vielen Kindern sind sie gesegnet? Machen sie einen glücklichen Eindruck? Allmählich werde ich mir unheimlich. Die Frage muss geklärt werden.

An Guido merke ich eine latente Beklommenheit. Wo ist diese Zuversicht, dass alles gut werden wird? Wo ist das Urvertrauen, das uns noch im festen Ja zu Matthias getragen hat?

Es ist in den letzten Krankheitsherden irgendwie mit eingeschlossen worden. Zu viele Rückschläge. Zu viele Phasen der Krise, nach denen man sich immer wieder fragt, wie das alles eigentlich geklappt hat.

Vor allen Dingen aber haben wir die Verantwortung für ein Menschenleben bereits übernommen und möchten diesem kleinen Menschen doch auf seinem Weg ins Leben helfend zur Seite stehen. Was also, wenn wir zwar möglicherweise ein zweites Kind haben werden, ich aber später für keines von beiden mehr sorgen kann?

Das bringt uns die eindeutige Vernunftsentscheidung: Ich beginne mit Interferon!

Mein neuer Bodyguard im Dauereinsatz: Interferon

Nun ist es also beschlossene Sache: Ich lasse mich auf unabsehbare Zeit auf ein Basismedikament einstellen, das in mein Abwehrgeschehen eingreift und hier zu einer neuen Balance führen soll, damit es seltener zu Schüben kommt. Eine Abwehr gegen die Abwehr sozusagen. Der etwas andere Bodyguard an meiner Seite.

Für eine Nacht gehe ich ins Krankenhaus, um dort meine erste Bekanntschaft mit diesem zu Beginn etwas unkalkulierbaren Bodyguard zu machen. Denn manchmal löst er beim Erstkontakt eine Überreaktion im Körper aus, der dann leicht zickig und beleidigt reagiert.

Einmal wöchentlich soll ich mir das „wertvolle" Interferon in den Oberschenkel spritzen: intramuskulär. Die Krankenschwester erklärt mir anschaulich, wie ich das am besten hinbekomme: „Es ist wie beim Dart. Halten Sie die Spritze einfach wie einen Dartpfeil!"

„Nichts leichter als das!", rufe ich aus, vor allen Dingen, weil ich früher nie Dart gespielt habe. Mit Tischtennis könnte ich dienen. Auch mein früheres Klavierspiel bringt uns hier nicht weiter. Also doch das beliebte Modell der Apfelsine! Wenn man erst mal durch die widerspenstige Schale durch ist, geht der Rest wie Butter.

Tatsächlich! Das klappt. Das hätte ich erst mal geschafft.

Für die Nacht bekomme ich eine Tablette Paracetamol, was nicht gerade viel ist. Wie erwartet rauben mir Gliederschmerzen und sonstige grippale Nebenwirkungen den Schlaf. Da haben wir sie, die zu erwartende Überreaktion auf fremden, wenngleich gut gemeinten Besuch in der Blutbahn. Als ich um Nachschub an Schmerzmitteln bitte, kommt schon der skeptische Kommentar: „Wenn das aber nicht besser wird, müssen wir Sie morgen noch hierbehalten!" Na, das wär's ja noch. Wenn hier auch alle sehr nett sind, so hatte ich doch eigentlich heute Nacht schon genug Albträume.

Ein solcher, dachte ich auch, wäre der Mann an meinem Fußende mitten in der Nacht, den ich fleißig in meinen Traum einzubauen versuche, bis ich den lautstarken Protest meiner Bettnachbarin vernehme, dass dies nicht sein Zimmer sei. Huch, der ist ja echt! Ich bin ganz schön im Delirium und werfe ab jetzt aus meinem heimlich mitgeführten Ibuprofen-Proviant ein, um bis zum Morgen zu kommen. Außerdem will ich morgen heim!

Guido und Matthias holen mich ab und erleichtert lasse ich mich nach Hause chauffieren. Immer noch von Gliederschmerzen durchflutet. Aber egal.

Die nachfolgenden Injektionen verlaufen zunehmend besser. Nur einmal sind wir kurz davor, den Notarzt zu rufen, da ich das Gefühl habe, gleich den Löffel abzugeben. Jedoch mit der entsprechend hohen Gegendosis Ibuprofen kann ich mich dann doch im Laufe der folgenden Stunden von den drei Decken und zwei Winterjacken befreien, die mir den heftigen Schüttelfrost zugedeckt haben.

Von nun an kann ich die MS für mich deutlicher in die zweite Reihe schieben, denn in der Tat wird mein Zustand sehr viel stabiler.

Gut so. Denn bald schon sollte sich diese Schützenhilfe als willkommene Krücke erweisen.

In dieser Zeit beginne ich auch mit einer Energiebehandlung, bei der hochenergetische Photonen (kleinste Energieteilchen) über eine Sonde von außen her den verschiedenen Chakren (Energiezentren) des Körpers zugeführt werden und wieder Aufschwung in den Fluss des Energiekörpers bringen sollen. Bei einem gesunden Menschen drehen sich seine sieben Chakren im Uhrzeigersinn wie schnell wirbelnde Kraftfelder und ziehen Energie aus der universellen Energiequelle an, um zu beleben. Bei Krankheit und mit zunehmendem Alter verlangsamt sich diese Drehung.

Die ANDI-Therapie dient also der „Rehabilitation" der angeschlagenen Energiezentren und tut mir wirklich gut. Auch in tauben Füßen kann es dann als Reaktion auf die Behandlung nach einigen Stunden schon mal anfangen zu kribbeln.

Energie ist spürbar Leben – sie bringt in taube Körperteile das lebendige Gefühl zurück.

Dass man sie auch aus der universellen Energiequelle beziehen kann, ist mir zu diesem Zeitpunkt noch nicht bewusst. Ich merke nur, dass sie mächtig viel bewegen kann, wenn sie therapeutisch von außen zugeführt wird.

Unterstützend baue ich in meinen Tagesablauf das tägliche Ausführen der „Fünf Tibeter" ein. Das sind fünf Energie aufbauende yogaähnliche Übungen (Riten). Diese sind zwar grundsätzlich nützlich für Muskeln und Gelenke, aber noch gewinnbringender ist für mich ihr energetischer Effekt, denn sie tragen dazu bei, die Geschwindigkeit der sich drehenden Energiewirbel, der Chakren, wieder zu normalisieren und so das energetische System des Körpers ins Gleichgewicht zu bringen. Die Riten führt man in gleicher Reihenfolge und mit bestimmter Atemtechnik nacheinander jeweils 21 Mal aus und hält zwischen den Riten eine Pause ein. Insgesamt dauert dies dann schlussendlich ca. 20 Minuten, die es sich lohnt, täglich zu investieren.

Im akuten Schub ist es mir zwar nicht mehr möglich, die körperliche Kraft für die Tibeter aufzubringen, aber sobald es dann besser wird, beginne ich wieder langsam damit und das ist dann eine gute Maßnahme zum regenerativen Aufbau. Behutsam muss es aber gehen, denn wenn man sich überfordert, bewirkt man das genaue Gegenteil der erwünschten Wirkung.

Nach dem allmorgendlichen Ausüben der Tibeter merke ich deutlich, dass ich danach viel besser für den Tag aufgestellt bin: wacher und fit, wie aufgeladen. Und ich merke schon währenddessen, ob ich an diesem Tag mehr Ruhe einbauen muss, weil mir die Übungen schwerer fallen. Hier habe ich ein gewisses Frühwarnsystem.

So spüre ich auch latent ablaufende Infekte, die das Abwehrgeschehen zwar unter der Decke hält, bei denen aber auch gerne „Fehlläufer-Abwehrzellen" die MS anfachen und sich auf den Weg ins Gehirn oder Rückenmark machen, um dort ein kleines Picknick abzuhalten. Und weil es hier so schön gemütlich ist und das Myelin so herrlich lecker schmeckt, könnte man sich ja auch etwas länger hier aufhalten. Auch weil es spannend ist, hier die Gedanken zu beobachten und in der Gefühls- und Traumwelt mitzumischen und eine Stimme in der zentralen Schaltstelle des Körpers zu haben, die gehört werden wird, weil ihre Auswirkung unüberspürbar sein wird …

Mit diesen Energie aufbauenden Maßnahmen schnüre ich nach und nach für mich ein Therapiepaket, das nun schon verschiedene Aspekte berücksichtigt und den ganzheitlichen Ansatz verfolgt.

Bis jetzt habe ich bereits Körper und Geist im Fokus. Dass meine Seele dabei auch um ihren Platz ringt, dafür habe ich momentan noch kein Gefühl. Dieses Ringen läuft noch unbewusst ab und muss sich erst einen Weg ins Bewusstsein suchen.

Dafür legen die nun folgenden familiären Ereignisse den Grundstein in der Entwicklung.

TÖDLICHER WENDEPUNKT

Im Frühjahr 2004 bahnt sich eine Trilogie von Sterbefällen in unserer Familie an.

Zunächst stirbt eine Tante meines Mannes, der es im Vorfeld schon sehr schlecht ging und auf deren Tod wir uns innerlich eingestellt hatten, soweit man das kann. Sechs Wochen später stirbt dann ihr Mann und wir haben den Eindruck, dass er ohne seine Frau einfach nicht mehr weiterleben wollte. Das war schon aufwühlend.

Das schlimmste Ereignis von allen ist aber der dritte Trauerfall. Er kündigt sich genauso unerwartet traumatisch an, wie man es eher aus Filmen kennt, als dass man es in Wirklichkeit erleben möchte.

Es klingelt mitten in der Nacht an unserer Haustür und wir schrecken aus dem Tiefschlaf hoch. Schlaftrunken höre ich nach, wer da wohl an der Tür steht. Oder erlaubt sich nur jemand einen schlechten Scherz? Aber es meldet sich die Polizei, die Guido sprechen möchte und ihn sodann ohne Umschweife bittet, zur Türe zu kommen.

Als erfahrene Aktenzeichen-XY-Seher ziehen wir sogar noch die Möglichkeit einer Falle in Betracht und vergewissern uns zuerst, ob wirklich ein Polizeiauto vor der Tür steht.

Als wir dann aufgeregt mit klopfendem Herzen und gedankenleerem Kopf die Türe öffnen, hören wir die förmlichen Worte, die sich uns auf lange Jahre ins Gehirn brennen, wie eine neue Datei auf der Festplatte, die einen von nun an unlöschbar begleitet: Langsam und eindringlich wird uns der Name meines Schwagers unterbreitet mit der Nachfrage, ob dieser Guidos Bruder sei? Es macht sich bereits der beginnende Schockzustand breit und wie automatisiert antwortet Guido: „Ja!"

„Dann müssen wir Ihnen leider die Mitteilung machen, dass ihr Bruder gestern Abend während der Ausübung seines Dienstes in Thüringen verstorben ist."

WAS? NEIN! Das sitzt! Wie kann das sein, da er doch gestern erst munter aus dem Wochenende zu Hause wieder Richtung Osten, seiner zunächst nur dienstlichen, aber mittlerweile auch zweiten Heimat, aufgebrochen ist. Er hat mit seinen gerade frisch erreichten 50 Jahren einen tödlichen Herzinfarkt erlitten. Und keiner von uns konnte ihm in dieser Situation beistehen. Diese schreckliche Nachricht zieht uns den Boden unter den Füßen weg. Guido hatte zu seinem Bruder eine besonders innige Beziehung, da sein Vater bereits verstarb, als er eineinhalb Jahre alt war. Kaum zu beschreiben, wie wir uns fühlen, während wir die Nacht durchwachen, immer wieder von Heulkrämpfen geschüttelt.

Die nun folgende Zeit ist sehr schwierig und fordert uns alle bis aufs Äußerste heraus. Nicht nur, dass viel zu regeln ist – was uns auch über die Zeit hilft –, aber es ist dieser unangekündigte Verlust eines lieben Menschen, der uns aus unserer Mitte holt und aufwühlt.

Ohne unseren Glauben an ein Weiterleben der Seele auch jenseits dieser irdischen Welt wären die Ereignisse der letzten Wochen nur der Trostlosigkeit geweiht. Für uns ist da viel Hoffnung, aber eben auch Schmerz, der verarbeitet werden will. Und so trösten mich gerade in dieser Zeit die Erfahrungsberichte von Menschen, die bereits Nahtoderlebnisse hinter sich haben und die den Eintritt des eigenen Todes nicht als Belastung, sondern als Befreiung empfunden haben.

Gerne möchte ich mich nun überall einbringen, auch um Trost zu spenden und unterstützende Hilfe zu sein. Und so bahnt sich allmählich die Häufung von Überforderung an, in der ich mich immer wieder an meine körperlichen Grenzen führe. So beschließe ich, an mir etwas zu verändern, statt fortwährend zu versuchen, Gegebenheiten zu verändern, die ich nicht ändern kann. Aus dieser Einsicht heraus und mit dem festen Wunsch, an mir zu arbeiten, lerne ich meine spätere Meditationslehrerin kennen, mit der ich mich zunächst alleine unterhalte, um ihr meine Lebenssituation zu schildern. In diesem ersten Gespräch sagt sie zu mir einen sehr wichtigen Satz, den ich mir später noch oft vergegenwärtigen werde, da er mein Leitthema in der Wurzel zu packen scheint: „Wenn Sie nicht lernen, sich abzugrenzen und auf ihre eigenen Bedürfnisse zu hören, sondern erst die Reißleine ziehen, wenn Sie schon MS-Symptome haben, werden Sie diese Krankheit eines Tages brauchen, um Nein sagen zu dürfen!"

Das ist ein Schock! Und im Grunde meiner Seele ist mir das absolut klar. Nur: Wie kann ich das? Allzu schnell komme ich mir egoistisch vor, wenn ich nicht zuerst alle anderen Befindlichkeiten um mich herum bediene, bevor ich auf meine eigenen Wünsche schaue. Nach der Devise: Das Wichtigste zuerst und das bin nicht ich. Und dabei merke ich gleichzeitig, wie mir das über die Kräfte geht. Mein Anspruch an mich ist sehr hoch und am liebsten möchte ich ja auch trotz der MS, oder vielleicht sogar erst recht auch mit dieser Krankheit, meinem Anspruch genügen. Auf Hilfe greife ich nur im äußersten Notfall zurück – wem ich da etwas beweisen will, weiß ich selber nicht. Es ist in mir drin und ich möchte mich davon lösen. Ich weiß, dass ich nur so auf lange Sicht im Einklang von Körper und Seele gesund sein kann, trotz chronischer Krankheit.

Ein Rezept? Gibt es nicht. Also starte ich einen Versuch: Ich belege einen Meditationskurs, der sich über fünf Abende im Abstand von je zwei Wochen erstreckt. Ich gebe der Kursleiterin gegenüber zwar zu bedenken, dass ich den Versuch mit autogenem Training bereits hinter mir habe, mit der Erkenntnis, dass ich mich eher von meinem Körper ablenken muss, als in ihn hineinzuhorchen. Der Einwand wird gehört, aber ihm wird entgegengesetzt: „Wenn Sie es einmal gelernt haben werden, während regelmäßiger Meditation einen Abstand zu ihren Gedanken und Gefühlen herzustellen, wird es Ihnen leichter fallen, das unangenehme Körpergefühl im Schub so anzunehmen, wie es ist. Mithilfe von Achtsamkeitsmeditation kommen Sie in Ihre innere Mitte und können jenseits von schwierigen Lebenssituationen ein tiefes Wohlbefinden, einen inneren Frieden empfinden."

Das kann ich mir, ehrlich gesagt, kaum vorstellen. Hört sich ja toll an, scheint mir aber für mich unerreichbar zu sein. Den Kurs belege ich nicht, weil ich mir sehr viel davon verspreche, sondern eher weil ich denke: „Was hast du schon zu verlieren. Du machst diesen Kurs und dann kannst du ja immer noch aufhören, wenn es nichts für dich ist."

Und davon bin ich eher überzeugt als von der Möglichkeit, dass ich dabeibleiben werde.

Dass ich in Zukunft kaum einen Kursabend verpassen werde, weil diese Abende mir zur Oase im Alltag werden, geht im Moment noch über meine Vorstellungskraft.

Und dass das Meditieren für mich tatsächlich zu einem sehr wichtigen Instrument werden wird, um es in meinem Körper besser auszuhalten, wenn er von einem MS-Schub heimgesucht wird, würde ich jetzt für wilde Fantasterei halten …

Aber ich lasse mich auf das Experiment ein und weiche von vorgefertigten Meinungen ab, die ich einst aus einzelnen Erfahrungen herausgebildet hatte. Diese gehören aber der Vergangenheit an und in der Gegenwart bin ich nun willens, mich für neue Erfahrungen zu öffnen.

Meditative Stille

Mit Decke, dicken Socken und Kissen bestückt mache ich mich gespannt auf den Weg zu unserem ersten Zusammentreffen in der Meditationsrunde. Wer und was mich dort wohl erwartet?

Ein positiv aufgeregtes Gefühl begleitet mich auf diese neue Spur. Eine Spur, die mich zu mir selber führt. Eine Spur, die es sich lohnt aufzuspüren. Spüren: oftmals meine größte Entbehrung. Dass ich durch das Meditieren zu neuem Spüren kommen werde, ahne ich zu diesem Zeitpunkt noch nicht.

Wir beginnen mit kurzen Achtsamkeitsmeditationen, die ca. fünf Minuten andauern. Niemand soll überfordert werden, und so können wir uns allmählich darin üben, es mit uns selbst in der Stille ohne Ablenkung auszuhalten. Um den Geist zu beruhigen, üben wir unter anderem, die Aufmerksamkeit auf einen Punkt zu lenken. Dafür eignet sich besonders gut die eigene Atmung, die wir am Bauch durch das Heben und Senken der Bauchdecke oder an der Nase durch den spürbaren Atem-Luftzug beim Ein- und Ausatmen spüren können.

So richten wir unsere ganze Aufmerksamkeit auf den Atem, der dabei in seinem eigenen Rhythmus weiter fließt, ohne beeinflusst zu werden. In diesem Zustand der Achtsamkeit nehme ich ganz bewusst wahr, was in mir selbst und um mich herum passiert. Ich bewerte es aber nicht und nehme dadurch die Position eines neutralen Beobachters ein. Dabei ist es völlig normal, dass ich immer wieder von Gedanken abgelenkt werde. Wenn das passiert, richte ich wieder geduldig und wertneutral meine Aufmerksamkeit zurück auf die Empfindungen des Atems.

Durch diese Vorgehensweise verlagere ich den Fokus meiner Aufmerksamkeit und erreiche einen achtsamen Zustand, der die reine Erholung für Geist, Körper und Seele ist. Mit dieser einfachen Übung ist es möglich, einen Abstand zu all dem herzustellen, was von außen oder von innen her klar wahrgenommen wird, zu Gedanken, Gefühlen, ja sogar zu unangenehmen Körpergefühlen. So empfinde ich während der Meditation z. B. verschiedene MS-Symptome wie Missempfindungen oder

Taubheitsgefühle nicht mehr als so unangenehm, weil ich einen Abstand dazu herstellen kann und nicht diesen Körperempfindungen, sondern meinem Atem meine volle Aufmerksamkeit schenke.

Wie lang doch fünf Minuten sein können, wenn man sie mit rein gar nichts anfüllt, sondern einfach nur „da ist", gerade in dieser reizüberfluteten und hektischen Zeit.

Ich stelle mit Erstaunen fest, welchen Grad von Entspannung ich so erreichen kann, ganz im Gegensatz zu meinen bisherigen mutmaßlichen Entspannungstechniken wie Musikhören, Lesen, Basteln oder auch Fernsehen. Diesen spürbaren Effekt hätte ich nicht so bald und so deutlich erwartet. Nach so manchem Meditationsabend in unserer Gruppe von insgesamt fünf Personen fühle ich mich am nächsten Tag so erholt, als hätte ich gerade drei Wochen Urlaub hinter mir. Reiner Seelenurlaub!

So versuche ich mir auch zu Hause möglichst täglich wenigstens kurz eine Auszeit zu nehmen, in der ich mit mir ganz alleine in Stille bin. Denn es ist gerade die Regelmäßigkeit in der Praxis der Achtsamkeitsmeditation, die entscheidend ist und hilft, zum gewünschten Effekt zu führen.

Es macht sich immer mal wieder eine derart schöne Gelassenheit bemerkbar, wie ich sie mir gerne auf ewig archivieren würde. Dieses Gefühl führt dazu, dass ich mehr davon erreichen möchte, sodass ich eben doch nach dem ersten Kurs wie selbstverständlich weitermache.

Jetzt bin ich durch eine neue, eigene Erfahrung überzeugt davon, dass mir Meditation guttut.

Nach und nach kommen dann Versuche mit für uns neuen „Techniken" hinzu, wie z. B. eine Schreibmeditation, in der einfach niedergeschrieben wird, was einem gerade so in den Sinn kommt, ohne Zensur und Kontrolle des kritischen Verstandes. Überraschend teilweise, was ich da so zu Papier bringe, und interessant, dies später noch mal durchzulesen.

Oder wir machen eine Gehmeditation: ca. 20 Minuten gehen wir sehr langsam durch den Raum, voll auf die Füße konzentriert, die einen so weit schon durchs Leben getragen haben. Jedenfalls meistens! Die Aufmerksamkeit liegt bei jedem einzelnen Schritt und dem damit verbundenen Abrollvorgang des Fußes.

Es geht jetzt nicht darum, schnell von einem Ort zum anderen zu gelangen, wie sonst so oft.

Diese Übung tut meinen Füßen besonders gut, wenn ich sie nicht komplett spüren kann, weil sie von Taubheit durchzogen sind. Am Ende einer solchen Gehmeditation kann es sogar vorkommen, dass ich meine Füße für kurze Zeit besser spüren kann.

Reizvoll ist auch die Malmeditation, in der einfach gemalt wird, ohne dass ein tolles Gemälde entstehen soll. Hier werden Gefühle oder Eindrücke aus einer vorangegangenen Meditation in Farben und Formen zum Ausdruck gebracht. Wir sind nicht im Kunstunterricht, sondern bringen spontan unsere inneren Bilder zu Papier und erzeugen spannende Ergebnisse.

Mit all diesen Versuchen werden wir unangekündigt konfrontiert, was gut ist. Denn sonst würde sich der Geist schon im Vorfeld lautstark zu Wort melden: „WAS? Malen? Schreiben? Das kann ich doch nicht. Wie könnte ich mich denn da am besten präsentieren, um mich nicht zu blamieren?“ Das altbekannte Schammoment.

Aber genau darum geht es eben nicht. Die Seele will auch zu Wort kommen und das geht vorzugsweise, indem man den Verstand für eine Zeit an die Seite stellt und ihm so sein Gewicht nimmt. Denn da dieser oft regelrechten Gedankenlärm erzeugt, ist es die Achtsamkeit in Stille, die in die eigene Tiefe führt.

Im Laufe der Zeit entwickelt sich so in „unserer Gruppe“ ein großes Vertrauensverhältnis, denn jeder kann hier so sein und ankommen, wie er „ungeschminkt“ ist. Jeder Einzelne mit all seinen Qualitäten und Besonderheiten, mit seinen einzigartigen Charakterzügen, seinen Ängsten und seiner besonderen Lebenssituation. So ergibt es sich fast automatisch, aber stets behutsam und treffend von unserer Lehrerin begleitet, dass im Einklang mit der reinen Meditation auch „Persönlichkeitsentwicklung“ möglich ist. Oftmals ungeplant kommt aus der Tiefe eine Erinnerung, eine Idee oder eine uralte Angst aus längst vergangenen Tagen oder vor noch weit in der Zukunft liegenden Ereignissen zum Vorschein.

Ich merke gerade in den Anfängen dieser Praxis, dass in der Meditation immer wieder Bilder meiner eigenen kleinen Familie aufsteigen und ich meine Trauerarbeit über den nicht ganz erfüllten Kinderwunsch noch nicht geleistet habe. Oft stehen mir die geschlossenen Augen voller Tränen, obwohl ich doch mit meiner Familiensituation endlos glücklich bin.

Immerhin haben wir 100 Prozent mehr Kinder als all die ungewollt kinderlos gebliebenen Paare. Ich weiß das und will auch nicht undankbar erscheinen. Scheinbar hatte ich die Wunde aber nur notdürftig versorgt. Ich dachte zwar, sie wäre verheilt, aber das stimmt nicht. Wenn sie durch Zug oder Druck auch nur leicht beansprucht wird, klafft sie sofort wieder auf und verursacht den alten, bekannten Schmerz.

Besonders klar wird mir das, als ich im Zuge der Interferonbehandlung einen Bluthochdruck entwickele und mir mein Gynäkologe deswegen davon abrät, weiterhin die Pille einzunehmen. Er plädiert für eine Hormonspirale, die ich mir dann auch bald einlegen lasse.

Auf den Eingriff folgt ein emotionaler Ausbruch meinerseits, der eher einem Einbruch gleicht. In mir bricht offenbar eine noch immer aufrecht erhaltene letzte Hoffnung zusammen. Mit einer derart heftigen Reaktion hätte ich nicht gerechnet. Wieder zu Hause, gehe ich zunächst routinemäßig daran, das Mittagessen vorzubereiten, aber während ich so koche, bricht es plötzlich in Tränenbächen aus mir heraus und in die Töpfe hinein: Ende mit dem schizophrenen Zustand, zu verhüten und gleichzeitig zu hoffen, dass die Verhütungsmaßnahmen versagen. Jetzt scheinen mir erst endgültig die Würfel gefallen zu sein, dass wir keine weiteren Kinder haben werden. Mithilfe der Meditation kann ich aber jetzt den Schmerz an die Oberfläche holen und ihn bewusst zulassen, um ihn für die nötige Zeit ein Teil von mir sein zu lassen. So kann ich mich nach und nach von ihm lösen und merke allmählich, wie ich voll und ganz, also mit Kopf und Herz, hinter der für uns richtigen Lebensentscheidung stehen kann. Ich empfinde heute keine Entbehrung mehr.

Unsere Lebenssituation, meine ganz ureigene körperliche Situation haben uns den Rahmen vorgegeben, um darin ein glückliches Familienleben führen zu können.

Diesen Rahmen haben wir gemeinsam angenommen und angefüllt, sodass er von uns nicht mehr als einengende Begrenzung empfunden wird. Mein Mann hat viel Verständnis und Einfühlungsvermögen eingebracht – auch Durchhaltevermögen, inmitten des immer wieder auflodernden „Brandherdes“ im zentralen Nervensystem mit auszuharren. Das erfordert viel Kraft, wie wohl jeder Partner eines chronisch kranken Menschen bestätigen kann.

Und natürlich ist es für ein heranwachsendes Kind eine frühe Lektion, mit Einschränkungen in der Belastbarkeit eines Elternteiles umgehen zu lernen.

Aber viel wichtiger ist wohl, dass Liebe spürbar geschenkt wird – das geht auch aus einem tauben Körper heraus.

Geborgen in Lichtkreis und Bachbett

Im Alltag helfen mir neben der Achtsamkeitsmeditation auch meditative Visualisierungen und Innenweltreisen, bei denen eigene Bilder aus mir selbst auftauchen.

Es tut einfach nur gut, zu einer Tiefenentspannung zu kommen, indem ich mir einen meiner inneren Lieblingsorte vorstelle, der speziell für mich da ist. Es kann dies ein Ort sein, den es in Wirklichkeit oder nur in meiner Vorstellung gibt. Das spielt keine entscheidende Rolle, einladend schön soll er sein. Ein Wohlfühlort.

An diesem Ort in der freien Natur stelle ich mir meine Fußabdrücke vor, wie sie in der Erde als Vertiefung zu sehen sind, und ich gehe mit bloßen Füßen hinein. Hier stehe ich an meinem Platz, von dem aus ich in meiner Vorstellung aus meinen Füßen heraus Wurzeln bilde, die tief und weit in die Erde ragen und an Steinen und anderen Wurzeln vorbeiwachsen, bis die Wärme aus dem Erdinneren in meine Füße zu strömen scheint und ein deutliches Kribbeln verursacht. Mithilfe der Vorstellungskraft ziehe ich mir dieses Energiegefühl beim Einatmen dann von den Füßen ausgehend durch den ganzen Körper hoch bis in den Kopf – bewusst und langsam. In Körperteilen, denen es gerade nicht so gut geht, verweile ich länger mit dieser Vorstellung. Der komplette Körper fühlt sich dann wohlig an, der Energiefluss wird spürbar.

In meiner Vorstellung trifft nun von oben her ein Sonnenstrahl genau auf die Mitte meines Kopfes und durchflutet mich in der umgekehrten Richtung, sodass ich zum Bindeglied zwischen „Himmel und Erde" werde: Die Energie kann frei fließen.

Als Schutz für mich stelle ich mir dann noch einen Lichtkreis vor, der aus der Erde rings um mich herum entspringt und bis in den Himmel hineinragt. Dieses Licht ummantelt mich wie ein nach oben offener Zylinder. Niemand kann durch diesen Lichtkreis in „meinen Raum" hineintreten, nur ich kann hinausgehen, wenn ich das will. Hier bin ich in meinem geschützten Raum. Nachdem ich in dieser Vorstellung im Laufe der Zeit immer länger, bis zu einer knappen halben Stunde, verharre, fühle ich mich danach erfrischt und gestärkt.

Diese Meditation mache ich besonders an Tagen, an denen ich mit unangenehmen Begebenheiten oder Begegnungen rechne, um mich im Vorfeld schon besser abzugrenzen.

Eines Tages hatte ich während genau dieser Meditation an eine mir gut bekannte Person denken müssen, die einen sehr schlimmen Unfall hatte. Spontan hatte ich den Wunsch, ihr etwas Gutes zu tun, und nahm sie mit in den Lichtkreis hinein. Sie schwebte zu dieser Zeit in Lebensgefahr und ihre Beine waren schlimm zu Schaden gekommen.

Schon gegen Ende meiner „Sitzung" merkte ich ein unangenehmes Ziehen in den Beinen, das sich in der folgenden Stunde zu massiven Schmerzen ausweitete, sodass ich nachher kaum mehr gehen konnte. Ich hatte die Schmerzen regelrecht zu mir hingezogen.

Meine Meditationslehrerin gab mir den Tipp, sich für Menschen, die gerade Unterstützung benötigen, immer einen eigenen Lichtkreis vorzustellen, in dem sie sich aufhalten, um selber besser geschützt zu sein. Ich bin von dieser Erfahrung beeindruckt, zumal sie so deutlich aufzeigt, was auch im täglichen Miteinander passieren kann, wenn ich, in guter Absicht zu helfen, mich selber nicht genügend abgrenze. Dann wird ganz schleichend aus Mitgefühl selbst durchlebtes Mit-Leid. Das ist aber nicht erforderlich, um einem anderen Menschen zu helfen. Ich kann mit ihm mitfühlen, ohne selbst ins Leid zu kommen. Zuwendung fordert keine Selbstvergessenheit.

Eine anders wohltuende, besonders entspannende Vorstellung ist es für mich, an einem wunderschönen und einsamen Platz in der Natur inmitten eines erfrischenden Baches zu liegen und zu spüren, wie das klare Wasser an mir vorbeifließt und alle negativen Störfaktoren, die meinem Körper oder Geist im Moment anhaften, mit fortspült.

Es fühlt sich an wie eine natürliche Reinigung durch eines der Elemente, ohne die das Leben nicht vorstellbar wäre. Eine reinigende Heilung. Heilwasser.

Für mich ist es eines der schönsten Gefühle, völlig entspannt im Strom der Zeit – dem Lauf des Lebens – einfach nur da zu sein und das Dasein zu genießen.

Tatsächlich ist so eine intensive Entspannung spürbar, die die Selbstheilungskräfte unterstützt und sowohl das körperliche wie auch das seelische Wohlbefinden fördert.

In Zeiten der ständigen Beschleunigung und Reizüberflutung ringsum empfinde ich die so erreichbare innere Ruhe als Kontrastprogramm schlechthin, das zu Entschleunigung führt. Die Arbeit mit inneren Bildern ist auch ein guter Weg, sich seiner selbst bewusst zu werden und so zu einem stärkeren Selbst-Bewusstsein zu gelangen. Auf diese Weise komme ich auch in Kontakt mit lange schon unterdrückten Gefühlen.

Sehr konkret merke ich das bei einer Meditation, die wir gemeinsam in der Gruppe durchführen: zu einer Musik, die sich durch viele verschiedene Gongtöne ergibt, die teils hintereinander, teils übereinander ertönen. Jeder einzelne Ton hallt lange nach und ich merke an mir allmählich ein beklemmendes Gefühl hochsteigen. Ich beobachte, wie es immer fordernder wird und mir – wie aus dem Nichts – pochende Kopfschmerzen verursacht.

Kurzerhand will sich mein Verstand einschalten und Irritation verbreiten: „Was ist das denn jetzt? Das kannst du nicht zuordnen! Solltest du nicht beunruhigt sein?"

Aber da kommt eine bildhafte Assoziation aus meinem tieferen Inneren, die mir eine Stimmgabel zeigt. Bei jedem Anstoßen wird sie in eine lang anhaltende Schwingung versetzt, und noch bevor sie zur Ruhe kommen kann, wird sie erneut angestoßen und kommt unweigerlich nicht mehr zum „Still-Stand".

Augenblicklich weiß ich, woran mich das erinnert: Jedes Mal, wenn nach einer MS-bedingten Taubheit langsam wieder Gefühl in die betroffenen Areale fließt, kommt es zunächst zu heftigen Missempfindungen. Die sich regenerierenden Nerven erzeugen dann bei mir unter anderem ein ausgeprägtes inneres Vibrieren und jede kleinste Bewegung zieht lang nachhallende unangenehme Gefühle nach sich. Sind die Beine betroffen, so ist es jeder einzelne Schritt, der noch spürbar bleibt, wenn auch nach ihm schon mehrere neue erfolgt sind. Das verursacht innerlichen Stress pur. Dann kommt scheinbar mein ganzes Ich nicht mehr zum „Still-Stand“.

Die „Gong-Musik“ hat mir die ganze Palette negativer Gefühle, die ich mit ihr assoziiert habe, an die Oberfläche geholt. Zwar haben sie sich als Schmerz verkleidet, jedoch im gleichen Moment, in dem ich mir dessen bewusst werde, schwappt die Kopfschmerzwelle behutsam zurück. Am Ende der Meditation bin ich wieder komplett schmerzfrei, da es mir möglich wurde, die Musik von meiner Assoziation zu ihr loszukoppeln: „Es ist alles in bester Ordnung. Kein Grund im Jetzt, sich aufzuregen. Es ist nur die Erinnerung an Vergangenes!“

Ich sollte wohl noch erwähnen, dass alle anderen Teilnehmer diese Musik als sehr wohltuend empfanden und richtig gut entspannen konnten, da sie sich in ihrer Vorstellung in einer ruhigen Klosteratmosphäre wiederfanden.

Es sind diese Erfahrungen, die so deutlich vor Augen führen, dass wirklich jeder Einzelne eine andere Wahrnehmung seiner Umwelt hat, da er sie eben durch seine individuelle Brille hindurch sieht. Und die Gläser darin wurden im Laufe der vielen einzelnen Begebenheiten seines Lebens geschliffen, sodass es die eigene Brille kein zweites Mal auf der Welt gibt. Sie ist individuell und daher gibt es keine einzig „wahre Wahrnehmung“ der Wirklichkeit.

Die Wirklichkeit ist eine absolut subjektive Sache und im engsten Wortsinn gibt es sie nicht.

Unsere individuelle Wahrnehmung suggeriert uns nur unsere eigene Wahrheit. Das, was wir „für wahr nehmen“, ist also letztlich nur unsere eigene Lebenswirklichkeit.

Besonders nachhaltigen Einfluss auf den Schliff der eigenen Brille haben – wenig verwunderlich – unsere tiefsten Ängste, die wir mit uns herumtragen. Sie schränken uns unsere Sicht der Dinge massiv ein, meist ohne dass wir ihnen klar ins Auge schauen. Umso befreiender kann es sein, sich mit der eigenen Angst bewusst zu konfrontieren – jedenfalls dann, wenn man dies in einem Rahmen tut, der Geborgenheit vermittelt. Kaum je ausgesprochen, kann ich jetzt meine größte Angst beim Namen nennen.

Gröbstes Unbehagen bereitet mir die Vorstellung, die Gewalt über meinen Körper zu verlieren, völlig hilflos zu werden und irgendwann womöglich ganz allein vor mich hinzuvegetieren. Auf diese Weise zum Kern dessen vorgedrungen, was wohl das Schlimmste ist, das ich mir in diesem Zusammenhang (denn es gibt ja auch noch andere Schreckensideen) vorstellen kann, lasse ich die Frage auf mich wirken: „Na und?"

Zunächst habe ich das Gefühl, dass sich etwas brutal in mich hineinschmettert: „So einfach ist das doch nicht!"

Als ich aber versuche, die Frage für mich zu entemotionalisieren und möglichst neutral anzuschauen, entfaltet sich eine neue Denkrichtung: „Es werden auch dann Menschen zugegen sein, die sich um mich kümmern. Ich werde nicht allein gelassen werden."

Und siehe da, der Krampf löst sich und kann einem ruhigen Gefühl weichen.

Ich kann mich wieder ins Jetzt holen und die Luft aus dem Riesen-Sorgen-Ballon um die Zukunft entweichen lassen. Jedenfalls im Moment, und der zählt.

Mein Bodyguard schwächelt

Drei Jahre nach Beginn der Interferontherapie wird mein körperlicher Zustand nun doch wieder instabiler.

Mehrere Monate habe ich große Probleme mit meinen Beinen, was ich zunächst noch gar nicht der MS zuordne, weil die Symptomatik neu für mich ist. Schmerzen und verkrampfte Muskelpartien kicken mich öfter ins Aus. Ich muss meine Aktivitäten gut dosieren und immer wieder von meiner Tagesform abhängig machen. Der diesjährige Martinsumzug durch unseren Wohnort mutiert für mich per pedes zum Spießrutenlauf, von dem ich mich ausklammere. Da hätte ich mich schon selber als St. Martin verkleiden müssen, damit das Pferd mich trägt …

Mein Mann plant zu dieser Zeit mit einigen guten Freunden und seiner Schwester das große Vorhaben, in diesem Jahr, in dem sie ihr Lebensalter nullen, zunächst von unserem Heimatort zu Fuß bis Trier zu wandern. Eines Tages wollen sie dann den Jakobsweg bis nach Santiago de Compostela zurücklegen. Ein großes Vorhaben, das auch mich begeistert.

Trotzdem halte ich mich bewusst zu Beginn der Etappenplanung sehr zurück. Ich habe keine Meinung dazu, wie viele Kilometer an einem Tag gelaufen werden sollen, noch dazu, wo gut pausiert werden könnte. Wieso? Ist es Desinteresse?

Ganz bestimmt nicht. Es scheint eine Art Selbstschutz zu sein. Wie gerne würde ich mitlaufen und die Erfahrung des kilometerlangen gemeinsamen und doch ruhigen Laufens teilen. Aber meine Beine tragen mich nicht so weit. Undenkbar. Und ich will auch nicht die Bremse sein.

Als ich mir und meinem Mann diese innere Ambivalenz zwischen Mitfreude und Traurigkeit eingestehe, kann ich besser damit umgehen und das „Pilgerprojekt“ auf andere Weise sinnvoll unterstützen: z. B. durch leckeres „Pilgermanna“ am Abend, wenn die Wanderer müde ankommen.

Ich könnte auch mal wieder mein Französisch, das mir in der Schule großen Spaß gemacht hat, auffrischen und der Truppe so auf ihrem späteren Weg durch Frankreich begleitend helfen.

Jedenfalls gibt es viele andere Möglichkeiten, an der Erfahrung teilzuhaben. Dafür muss ich nicht unbedingt mitlaufen. Wenn meine Beine mir aber hold sind und ich doch einmal eine – wenn auch kleinere – Strecke mit zurücklegen kann, fühle ich mich wie ein Sieger, der unbeschadet aus einem Kampf zurückkehrt.

Beim Kontroll-MRT stellt sich später tatsächlich heraus, dass die Beschwerden wohl einem neuen Herd im Rückenmark zuzuordnen sind. Allmählich gehe ich wieder leichter auf meinen Beinen, aber das multiple Entzündungsräderwerk will nicht stillstehen und überrollt zur Abwechslung meinen rechten Sehnerv, ohne mir eine Pause der Erholung zu gönnen. Die Sehkraft ist bis auf 30 Prozent reduziert und das merke ich im Alltag schon ganz gehörig. Lesen meide ich, da es sehr anstrengend ist.

Und so kommt es zur ersten Cortisonstoßtherapie während der Interferonbehandlung. Seit Beginn derselben hatte ich die diversen Erscheinungen der MS auch ohne Cortison wieder in den Griff bekommen. Diesmal aber nicht.

Außerdem schwingt hier eine allzu große Angst vor dem Verlust des Augenlichtes mit, als dass ich an dieser Stelle ein Risiko eingehen will.

Die langsame Erholung von diesem Schub sowie der Therapie geht nahtlos über in die sehr schmerzliche und intensive Zeit der Begleitung des Sterbens meines geliebten Vaters. Diese Ausnahmesituation setzt ungeahnte Kraftressourcen frei, um bewältigt zu werden.

Mein Vater stirbt

Es ist ein scheinbar „normaler" Samstagmorgen, an dem ich in der Apotheke arbeite. Der Betrieb nimmt allmählich zu, als ich gegen neun Uhr einen Anruf meiner Mutter erhalte, die mich kurz über den Gesundheitszustand meines Vaters informiert.

Er hatte sich eine Erkältung eingefangen und diese hatte ihn aufgrund seines langjährigen Herzleidens doch erheblich geschwächt. Am Vortag war ich noch dort gewesen, um nach dem Rechten zu schauen und die nötigen Medikamente zu besorgen.

Nach einem kritischen Zustand am Nachmittag hatte er sich gegen Abend so weit erholt, dass der ihm eigene Humor schon wieder spürbar wurde. Der Arzt war da gewesen und die Situation hatte sich entspannt.

Am nächsten Morgen dann die Nachricht von Mama: „Papa hat ganz gut geschlafen und hat etwas gefrühstückt!"

„Na fein", denke ich, „dann ist er wohl über den Berg", und widme meine Aufmerksamkeit wieder den Patienten in der Apotheke.

Es vergeht jedoch kaum eine halbe Stunde, als das Telefon förmlich aufschrillt! Es ist meine Mutter: „Papa hatte einen Herzstillstand!"

Diese Meldung ist ein Schock und sie dringt zunächst nicht wirklich richtig zu mir vor.

Während meine Schwester schon auf dem Weg zu meinen Eltern ist, bange und warte ich auf neue Nachrichten. Die folgende halbe Stunde bediene ich irgendwie mechanisch die Kunden. Mein Verstand hat auf „Automatik" umgeschaltet.

Im Nachhinein ist diese halbe Stunde für mich wie ein großes schwarzes Loch, in dem die Zeit stillstand. Ich weiß nichts mehr davon.

Als es dann heißt, dass es nach Reanimierung ins nahe gelegene Krankenhaus geht, mache ich mich auf den Weg, um dort zeitgleich anzukommen. Wieder ungewisses Warten vor der Intensivstation. Lange dauert es, bis die Ärzte Papa so weit haben, dass wir zu zweit zu ihm ins Zimmer dürfen.

Und dann kommt er, dieser Hammerschlag in den Solarplexus: Der geliebte Mensch liegt ohne Bewusstsein an zahlreiche Geräte angeschlossen, Monitore laufen zur Überwachung der Vitalfunktionen und mehrere Infusionen laufen gleichzeitig in den zentralvenösen Zugang.

Dieser Anblick zieht mir den Boden unter den Füßen weg.

Der Körper meines Vaters wird massiv heruntergekühlt, damit sein Herz entlastet wird, und uns fröstelt nicht nur aufgrund der Kälte im Zimmer. Wir können nichts tun, als einfach nur da zu sein.

So verlaufen die folgenden drei Wochen, in denen wir uns mit den Abläufen auf einer Intensivstation vertraut machen. Wir wechseln uns ab, um meinen Vater möglichst wenig alleine zu lassen. Sein Zustand scheint sich zwar zunächst zu stabilisieren, aber zu Bewusstsein kommt er nicht, wenngleich er plötzlich beginnt, die Augen aufzuschlagen. Dies erfolgt aber reflexartig. Der Blick bleibt starr und spiegelt uns unsere eigene Hilflosigkeit. Wie schön wäre es doch, wenn diese Augen uns noch mal anlachen würden, wie sie es zeitlebens so unverwechselbar taten.

Es ist eine sehr intensive Zeit inmitten von Matthias' Kommunionvorbereitung. Wie soll das nur gehen? Manchmal scheinen mir die Kräfte zu schwinden und ich fühle mich leer und verloren. Haltlos. Die Bilder von Papa gehen mir nicht aus dem Kopf.

Wenn das so ist, versuche ich in meiner Vorstellung ganz behutsam, die Bilder, die Erlebnisse des Tages, Papas Befinden, einfach alles, was mich so belastet, in eine sehr kostbare, mit Edelsteinen besetzte Schachtel zu packen und diese in den Tabernakel unserer Kirche einzuschließen. Hier ist sie geborgen und beschützt. Den Schlüssel dazu trage ich an einem stabilen Band um meinen Hals, direkt auf meinem Herzen. So kann ich ruhig werden und Abstand finden, der gerade jetzt so wichtig ist, um wenigstens in den Schlaf zu kommen.

Denn natürlich merke ich körperlich, wie ich am Limit laufe, aber da gibt es keine Alternative: Ich will durchhalten. Ich will bei Papa sein und ich will nach dem Weg der Vorbereitung jetzt nicht kurzfristig Matthias' Kommunion absagen. Das wäre eine sehr große Enttäuschung für ihn. Meine Kräfte dürfen mich jetzt nicht verlassen.

So oft es geht, schiebe ich täglich kleine Meditationseinheiten ein, um in meiner Kraft zu bleiben. Und an all die schönen Orte in der Natur, die ich mir dabei vorstelle, nehme ich meinen Vater mit, um sie ihm zu zeigen und ihn dort auch zur Ruhe kommen zu lassen.

Es tut mir gut, mit ihm dort zu sein.

Als ich an Papas Bett sitze, unterhalte ich mich mit einer Krankenschwester über die Frage, ob wohl ein Mensch, der im Koma liegt, überhaupt realisiert, dass man bei ihm ist.

Sie erzählt von den letzten Tagen vor dem Sterben ihrer Oma und wir sind uns im Gefühl dazu einig, dass irgendetwas von der Gegenwart eines geliebten Menschen auch bei dem betroffenen Bewusstlosen ankommt – wie auch immer. Ob derjenige die Stimmen hören kann oder ob Energie spürbar wird, ich weiß es nicht. Aber überzeugt bin ich davon, dass der Betroffene die Anwesenheit geliebter Menschen irgendwie realisiert. Oder wünsche ich mir das nur? Als ich gerade darüber nachdenke, kommt die Antwort.

Wie zum bestätigenden Beweis hebt sich Papas Oberkörper massiv an, um zwei tiefe Atemzüge selber zu tun. Das war bis dahin nicht der Fall gewesen, er wurde komplett beatmet. Ich erschrecke richtig darüber, wie er sich so kraftvoll aufbäumt.

Es ist sehr beeindruckend, wie er mit uns auf diese Weise kommuniziert. Der Puls und der Blutdruck schnellen hoch. Ich rücke noch näher an ihn heran und rede besänftigend auf ihn ein: „Es ist gut Papa! Ich habe verstanden, was du mir sagen willst!“

Da beruhigen sich alle Körperfunktionen wieder und die Beatmungsmaschine übernimmt erneut ihre Arbeit. Für mich ist das ein klares und starkes Zeichen, dass er mir sagen will: „Ja! Ich spüre, dass du da bist!“

Allmählich schwindet die Hoffnung auf eine Regeneration und ich bin mit meiner Mutter vor Ort, als der Arzt uns aus Papas Zimmer herausholt, um mit uns die Lage zu besprechen.

Es sieht sehr übel aus. Wenn mein Vater zwar auch mittlerweile selber atmet, so fällt ihm dies doch von Tag zu Tag schwerer und man spürt, wie intensiv er kämpfen muss.

Erst als wir uns allmählich wieder gefangen haben, nachdem wir die erschütternd endgültige ärztliche Einschätzung gehört haben, gehen wir wieder in sein Zimmer und sitzen lange schweigend an seinem Bett.

Während ich die Hand meines Vaters halte, steigt auf einmal eine deutlich spürbare Wärme durch diese Hand in meinen Arm hoch. Es fühlt sich an, als läge ich an einem Batterieaufladegerät. Wohlig macht sich da etwas breit, das nicht von mir kommt. Denn ich hatte mich nicht auf meinen Arm konzentriert, so könnte man sich im Grunde über autogenes Training ja selber eine wonnige Wärme im Arm erzeugen.

Diese Wärme kommt von ihm und es ist, als wolle er uns noch trösten. Es ist ein unglaublich schönes Gefühl, diese Energie von ihm zu spüren, selbst in diesem schlimmen und scheinbar hoffnungslosen Zustand kann er noch geben.

An seinem Todestag mache ich mich morgens auf zu ihm und geradezu im Vorbeigehen packe ich mir zu Hause noch ein kleines Büchlein von Anselm Grün mit dem Titel „Der innere Raum" ein. Dieser Titel hatte mich angesprochen, weil wir uns in der Meditation diesen eigenen, inneren Raum vorgestellt hatten, in dem wir allein mit uns waren. Wir hatten ihn für uns gemütlich eingerichtet und es herrschte totaler Friede dort. Ich war noch oft in meiner Vorstellung in diesem Raum.

Es sind nur noch wenige Tage bis zu Matthias' Kommunion und es ist für mich bis dahin der letzte Tag, an dem ich so uneingeschränkt mehrere Stunden bei meinem Vater verbringen kann. Zunächst will ich mir noch keine Gedanken darüber machen, wie nah der Tod schon sein mag. Aber als ich an diesem Morgen sein Zimmer betrete, realisiere ich sofort seinen deutlich verschlechterten Zustand im Vergleich zum Vortag. Wie kann ich das aushalten?

Um Fassung ringend beginne ich, ihm aus diesem Buch vorzulesen, das heute den Weg hierhin fand.

Es bringt uns über die nächsten zwei Stunden. Hier ist die Rede von dem eigenen, inneren Raum, den jeder in sich hat: „Es gibt einen Raum in mir, über den niemand Macht hat, den Raum, in dem Gott in mir wohnt. Dort, wo Gott in mir wohnt, dort komme ich in Berührung mit meinem wahren Selbst. Dort bin ich ganz ich selbst. Dort ist mein Selbst geschützt. (…) Hier komme ich mit der Freude in Berührung, die in mir ist, unabhängig von der äußeren und inneren Situation, in der ich gerade stehe. Das gibt mir das Gefühl von Freiheit."[1]

So muss es sogar in dieser Grenzsituation diesen Gottes-Raum der Freiheit geben, weil er unberührbar bleibt.

Diese Gewissheit spendet mir Trost und Kraft, aber in Papas Sinne wünsche ich seiner Seele, dass sie diesen geschundenen Körper bald verlassen kann.

Um die Mittagszeit haben wir uns alle versammelt und harren zusammen die letzten Stunden aus, bis mein Vater seinen letzten beschwerlichen Atemzug tut. Er hat es geschafft.

Für mich ist es gleichsam so, als hätte er es so eingerichtet, damit er bei Matthias' Kommunion spürbar erlöst anwesend sein kann, nun nicht mehr leibhaftig, aber intensiv gegenwärtig in unseren Herzen!

Deshalb feiern wir dieses Glaubensfest in Papas und Mamas Sinne für Matthias genau so, wie wir es geplant hatten. Es kostet zwar viel Kraft, aber ich bin erstaunt, dass es überhaupt geht.

Emotionaler Spagat, der mich doch nicht zerreißt, auch wenn ich es vorher geglaubt habe.

Beide Gefühle existieren nebeneinander: Trauer und Freude!

Und in dieser entscheidenden Lebenssituation lässt mich mein Körper nicht im Stich!

---

1 „Der innere Raum" von Anselm Grün; Kreuz Verlag

Mit vierzig auf die Achterbahn?

Die Ereignisse und vielfältigen Emotionen um den Tod meines Vaters flankieren meinen Eintritt in das fünfte Lebensjahrzehnt. Das hätte ich mir, wenn ich eine Wahl gehabt hätte, wahrlich gerne unbeschwerter gewünscht. Im Verlauf dieses halben Jahres, das bis zu meinem 40. Geburtstag vergeht, begleitet mich oft in Gedanken ein Satz meines Vaters, den wir Kinder oft gehört haben. Und den zu hören wir manches Mal müde waren: „Du machst das schon!" Diese aufmunternd gemeinten Worte waren die pure Aufforderung an die eigene Willenskraft, es zu schaffen – was auch immer es gerade war. Aber manchmal war ich einfach müde und wollte es eben gar nicht mehr schaffen müssen.

Doch das Leben fragt bis heute nicht danach, ob ich gerade Lust habe, die bestehende Lebenssituation auszuhalten oder eine anstehende Entscheidung zu fällen.

Umso überraschender ist es für mich jetzt, dass ich mir selbst jene Worte zuspreche, um mir Mut zu machen, genau in den schwierigen Momenten, in denen ich die starke Schulter suche, an die ich mich gerne anlehnen würde.

Es sind meist jene Momente, in denen meine Gedanken so gerne in der Vergangenheit festhängen und einen gehörigen Groll verbreiten können. Oder es sind die Sorgen um die Zukunft, die mich lähmen und vom jetzigen Moment wegreißen und die vor mir einen unüberwindbaren Berg aufschichten, über den ich wohl nie zu kommen scheine. Und genau dann drückt sich in meinen Gehirnwindungen wieder dieser Satz durch: „Du machst das schon!" Ja, genau, denn ich muss es ja nicht alleine schaffen. Und es ist immer genau der jetzige Moment, der eigentlich beim genaueren Hinfühlen gerade jetzt gar nichts Bedrohliches hat. Loslassen ist gefragt.

Bei Julia Cameron (Der Weg des Künstlers) heißt es: „In schmerzvollen Zeiten, wenn die Zukunft zu beängstigend war, um über sie nachzudenken, und die Vergangenheit zu schmerzvoll, um sie sich in Erinnerung zu rufen, habe ich gelernt, dem Hier und Jetzt Aufmerksamkeit zu schenken. Der Augenblick, in dem ich mich unmittelbar befand, war immer der einzig sichere Platz. Jeder Moment für sich genommen war immer auszuhalten. Im gegenwärtigen Augenblick sind wir alle immer in Ordnung."[2]

Beim Lesen erahne ich das Wahre, das in diesen Worten steckt, konzentriere mich auf den gerade stattfindenden Augenblick und fühle mich gehalten.[3]

Lebe im Jetzt – getreu diesem Motto entscheide ich mich auch ganz bewusst, meinen runden Geburtstag intensiv zu feiern, so wie ich es mir mit 30 Jahren damals fest vorgenommen habe, für den Fall, dass ich das dann körperlich noch kann.

Diese Feier ist wie eine Trophäe, die ich errungen habe. Der Streckenlauf von der Null hinter der Drei bis zur Null hinter der Vier war durchaus geprägt von diversen Tiefflügen, ohne die ich aber eben auch die kontrastreichen Höhenflüge, die wirklich glücklichen Zeiten nie so intensiv gespürt hätte.

So will ich zu diesem Anlass innehalten und DANKE sagen: Danke für die Möglichkeit, hier und heute – genau jetzt – auf meinen Beinen gut und sicher zu stehen und meine Füße zu spüren. Danke für die vielen lieben Wegbegleiter, die mit mir an meiner Seite sind und waren, wenn es brenzlig wurde und die mein Leben auf unterschiedlichste Weise mitgeprägt haben und daher ein Teil davon sind.

Manche Menschen haben mich auch nur ein Teilstück meines Weges begleitet, aber deshalb hat die Begegnung mit ihnen trotzdem etwas Wertvolles und ihre ganz eigene Bedeutung.

Spannend ist es, noch einmal genau hinzuschauen und Revue passieren

2 „Der Weg des Künstlers" von Julia Cameron; Knaur MensSana

3 Vgl. hierzu auch folgende Bibelstellen: Mt 6,19–34: „ Seht euch die Vögel des Himmels an: sie säen nicht, sie ernten nicht und sammeln keine Vorräte in Scheunen; euer himmlischer Vater ernährt sie. (…) Sorgt euch also nicht um morgen; denn der morgige Tag wird für sich selbst sorgen", und Lk 9,62: „Keiner, der die Hand an den Pflug gelegt hat und nochmals zurückblickt, taugt für das Reich Gottes."

zu lassen, an welchen markanten Stellen sich jeweils unsere Wege kreuzten. Da darf man sich getrost fragen, ob das immer alles nur der blanke Zufall gewesen sein kann. Da erkenne ich bei so mancher besonderer Begegnung viel eher so etwas wie Fügung, die maßgeblich Einfluss auf die Entwicklungen und Wendungen in meinem Leben hatte.

Im übertragenen Sinne ist die MS für mich auch eine wichtige Wegbegleiterin, hier aber eine der langfristigen. Lebenslänglich? Ganz ehrlich, es hätte mich nicht in tiefe Trauer gestürzt, wenn sie nur kurz an meiner Seite gewesen wäre, und ich hätte ihr sicher ein ehrendes Andenken bewahrt. Großes Indianerehrenwort! Aber ich weiß im Grunde meiner Seele – und die muss es wohl besser wissen –, dass auch die MS ein Freund ist, der manchmal ganz schön anstrengend und nervig sein kann, der mir aber schon so viele wichtige Dinge vor Augen geführt hat, die ich vielleicht sonst leicht übersehen hätte. Und trotzdem lauert da für mich auch immer wieder aufs Neue eine Falle, in die ich mit Unachtsamkeit schnell tappen kann.

Es ist die „Mir geht's doch gerade gut, also hänge ich mich voll rein"-Philosophie. Das kann ganz schleichend gehen und besonders dann barrierefrei voranschreiten, wenn ich durch den Alltagstrubel die leise Stimme der Seele nicht mehr höre und sogar erste körperliche Warnzeichen ignoriere, weil ich doch gerade unbedingt dieses oder jenes Wichtige erledigen muss. Vielleicht habe ich sogar bei der einen oder anderen Gelegenheit mein Wort gegeben, zur Stelle zu sein, und möchte dies natürlich auch gerne halten.

Und da es bei mir gerade ganz gut läuft, komme ich doch wieder gerne den verschiedenen Verantwortlichkeiten, die ich für mich sehe, nach und habe auch voller Elan beschlossen, meine Arbeitszeiten etwas aufzustocken. Damit sage ich nicht, dass es besser wäre, vor lauter Vorsicht den Kopf in den Sand zu stecken und sich nichts mehr zuzutrauen. Ganz im Gegenteil! Aber auch in dieser Frage spielt die Dosis die tragende Rolle.

Gerne zitiere ich an dieser Stelle Paracelsus, dessen pharmazeutische Kernaussage meiner Meinung nach auf das ganze Leben übertragbar ist: „Kein Ding ist ohn' Gift, allein die Dosis macht, dass ein Ding kein Gift ist." Wenn das alltägliche Pensum, das ich absolviere, für mich selbst regelmäßig zu viel wird, dann ist es wie schleichendes Gift, das allmählich den Organismus flutet. Ich kenne zwar genau das Gegengift, nämlich auf meinen Körper Rücksicht zu nehmen und selber die Grenzen zu ziehen, von denen ich nicht erwarten kann, dass es andere für mich tun, aber wenn mein Geist es erkennt, ist es für meinen Körper oft schon zu spät.

Als wir in unserem Bad eine Silikonnaht erneuert bekommen, reagieren meine Beine sehr prompt mit Unbehagen auf die übel duftenden Ausdünstungen. Wochenlang fühlen sie sich an wie in innerer Rebellion, sie vibrieren, zucken und lassen sich allerhand einfallen im Repertoire der Missempfindungen. Diesen Zustand kann ich aber mithilfe homöopathischer Ausleitung der Störchemikalien für mich abhaken. Das tue ich nur allzu gerne, und so will ich gar nicht erst genauer hinterfragen, ob gerade irgendwas grundsätzlich schräg läuft.

Wie sehr mein Gesundheitszustand offensichtlich am seidenen Faden hängt, wenn allein durch einen zusätzlichen Reiz das Fass schon zum Überlaufen kommt, will ich nicht sehen.

Und dass ich schon seit Monaten nur sehr selten beschwerdefrei bin?

Das drücke ich weg und stelle deshalb meine Belastbarkeit noch nicht in Frage. Da muss es schon schlimmer kommen, und das tut es ja auch.

Im Nachhinein ist mir für die damalige Situation klar, dass sich ein Freund genau dann meldet, wenn es nötig ist, wenn Dinge aus dem Ruder laufen und man vielleicht zu seinem eigenen Glück gezwungen werden muss. Das ist nicht immer angenehm, weil sich sofort innerer Widerstand auftut: „Ja, aber … Das könnten wir auch später angehen, es passt gerade schlecht!"

Aber dieser kommende Schub ist einer dieser eindringlichen Erinnerungsrufe meines Freundes MS: „He, ich bin auch noch da und werde dir jetzt mal etwas Gesellschaft leisten!"

Und das, obwohl ich für diesen Freund eigentlich momentan gar keine Zeit habe. Geradezu selber eingeladen hat er sich, nachdem ich seine diversen leisen Anrufe glatt überhört habe, denn meine seit einiger Zeit immer wieder tauben Füße habe ich standhaft zu ignorieren versucht.

Jetzt ist dieser manchmal ganz schön aufdringliche Freund also wieder da und diesmal bleibt er sehr lange und bedient sich hartnäckig meiner Gastfreundschaft. Nachhaltig bringt er die geplanten Abläufe meines Lebens durcheinander. Erstaunlicherweise bewirkt aber genau jener ungebetene Besuch sehr viel Positives in mir, wenngleich diese Monate einer Achterbahnfahrt mit Loopings ähneln, über die ich schlicht die Kontrolle verliere. Verkrampfen hilft da nicht. Loslassen ist gefragt.

Geht das überhaupt, während ich in der Achterbahn auf dem Kopf stehe, oder geht es vielleicht genau deshalb, weil mir die Kontrolle geradezu entzogen wird? Boden unter den Füßen weg. Aus einer um 180 Grad gedrehten Sicht, kopfüber, muss ich meinen Standpunkt im Leben ganz neu hinterfragen.

ACHTERBAHN: DIE FAHRT STEIL ABWÄRTS

Als ich an diesem Morgen Ende Januar aufstehe, sind es bereits die allerersten, zunächst noch müden Schritte durch unser Schlafzimmer, die mich blitzschnell aufwecken. Oh nein, schreit es in mir. Nicht schon wieder.

Ich laufe wie in dicke Wattebäusche eingepackt mit meinen Füßen, die, wie ich immerhin sehen kann, immer noch an meinen Beinen dranhängen. Im Bad ist es das Gefühl beim Abtrocknen mit dem Handtuch: Es ist ganz anders als sonst. Das Tuch scheint ganz weit von der zu trocknenden Haut entfernt zu sein und irgendwie trotzdem wie aus Schmirgelpapier gewebt zu sein. Der Körper ist von den Füßen bis hoch zum Rippenbogen in diese altbekannte, ungeliebte Taubheit gehüllt. Das ist jetzt was Größeres, so viel ist mir schnell klar.

Diesmal kann ich mir genau das erstaunlich schnell eingestehen, was ich als großen Fortschritt für mich sehe. Nicht erst wertvolle Zeit und Kraft zu verlieren im aussichtslosen, aufreibenden Kontrollmachtkampf gegen die Eigenwilligkeit dieser Krankheit.

So sehe ich mich schnell reagieren, nehme Kontakt zu meinem Neurologen auf und besorge mir in der Apotheke die nötigen Wurfgeschosse gegen die zu treffende Zielscheibe.

Mit den Cortisonampullen bestückt suche ich schon am gleichen Morgen den Arzt auf, der mir die erste von drei Infusionen verabreicht und mich erst mal für eine Woche krankschreibt. In diesem Moment hinterfrage ich nicht, ob die Geschosse ihr Ziel erreichen und die lokal brodelnde Entzündung im Gehirn oder Rückenmark auch einzudämmen in der Lage sind. Bis jetzt war es ja meistens so und Katastrophendenken keimt noch gar nicht hoch.

Zunächst kann ich mich sehr gut im Jetzt halten, natürlich und gerade auch mit meinen täglichen Meditationseinheiten. Was für ein Segen, genau dies in körperlich leichteren Zeiten schon gut geübt zu haben. Denn so wird es mir gerade mithilfe der Achtsamkeitsmeditation, die mich ins Zentrum meines Atems führt, möglich, tatsächlich ein friedliches, gutes Körpergefühl zu spüren, das jenseits der hochkochenden Missempfindungen immer da ist.

Es ist zart und gleicht einem leichten Windhauch, den man erst wahrnimmt, wenn man ihm die ungeteilte Aufmerksamkeit schenkt.

Während der ersten dreiteiligen Infusionseinheit, die die mir bekannten Nebenwirkungen in Form von Magenschmerzen, Herzrhythmusstörungen, Bluthochdruck, Schlaflosigkeit, Schmerzen in den Beinen durch Elektrolytverschiebungen und große Mattigkeit mit sich bringt, liege ich die meiste Zeit auf dem Sofa, höre leise meine aufbauende Musik von Secret Garden und habe dieses Gefühl von „Ich bin"!

Denn ich bin einfach nur da, schaue in die Natur hinaus, betrachte unseren Walnussbaum und atme. Damit geht es mir tief innen drin richtig gut. Trotz der körperlichen Widrigkeiten kann ich selbst mitbestimmen, wie ich mich fühle. Das ist neu für mich und verändert alles.

Natürlich kann ich nicht direkt die Situation verändern. Natürlich ist mein Radius stark eingeschränkt. Aber mein Umgang damit ist entscheidend dafür, in welchem Ausmaß ich mich ausgeliefert fühle.

Mein Umfeld ist zu jener Zeit erstaunt, mich so gefestigt vorzufinden. Für mich ist es gerade genau so, wie Eckhart Tolle es in seinem Buch „Jetzt" beschreibt: „Was immer der gegenwärtige Moment enthält, nimm es an, als hättest du es selber so gewählt. Was könnte sinnloser, wahnsinniger sein, als inneren Widerstand gegen etwas aufzubauen, das bereits da ist? Was könnte verrückter sein, als sich dem Leben selbst entgegenzustellen, das jetzt und immer jetzt ist? (…) Es mag aussehen, als würde die Situation das Leiden erschaffen, aber letztlich ist es nicht so – dein Widerstand tut es."[4]

Und so spüre ich deutlich, dass allein schon die Bewertung des Augenblicks als mutmaßlich schlecht reicht, um genau in diesen Widerstand hineinzurutschen. Erst die subjektive Beurteilung, die Ablehnung meiner jetzigen Situation führt mich weg von der reinen Tatsache mitten hinein ins Leid. Solange es mir gelingt, mich diesem Urteil nicht hinzuge-

4 „Jetzt! Die Kraft der Gegenwart" von Eckhart Tolle; J. Kamphausen

ben, empfinde ich Lebensfreude auch in diesem Moment, der meinem Verstand als unangenehm und unannehmbar vorkommt. Schön, wenn es tatsächlich gelingt, diesen Gedankenlärm immerhin streckenweise auszuschalten, um dann der Stille zu lauschen, die sich über alles Sein erstreckt und einfach nur da ist, urteilsfrei.

Außerdem macht sich schizophrenerweise eine Erleichterung darüber breit, dass ich keine Angst mehr davor haben muss, möglicherweise wieder der Taubheit ausgeliefert zu sein.

Denn die Taubheit ist längst da. Komisch.

Dieses seltsam anmutende Befreiungsmoment führt mir erst vor Augen, wie besitzergreifend diese Angst sich tief in mein Unterbewusstsein gebohrt hat. Da es aber ist, wie es ist, bleibt im Moment nur eines zu tun: annehmen. Hingabe! Loslassen!

Nach Ablauf der Therapie heißt es weiter mit Ungewissheit abwarten, denn den eventuellen Erfolg kann ich nur allmählich abschätzen. Eine Regeneration kommt nicht mit Pauken und Trompeten und stellt mich von einem auf den anderen Tag wieder auf. Dazu braucht mein Körper Zeit.

Mitten hinein in dieses Abwarten habe ich nachts einen Traum, der durch seine klaren Farben und Formen hervorsticht. Er ist sehr markant inszeniert und ich ahne, wer der Regisseur sein muss … Mit Herzklopfen erwache ich danach und bin nass geschwitzt. Es ist einer dieser sehr realistisch wirkenden Träume, an die man sich auch noch am nächsten Morgen sehr gut erinnern kann:

Ich bin irgendwo draußen unterwegs und mache mich zu Fuß auf den Weg nach Hause, den ich aber beim besten Willen nicht finden kann. Ich werde unsicher und irre immer weiter durch die Umgebung und die Straßen. Nach Orientierung ringend versuche ich, trotzdem Ruhe zu bewahren. Unerwartet finde ich mich in einem riesigen Gebäudekomplex wieder und verirre mich hier immer mehr in einem Labyrinth aus verschiedenen Räumen, die ich zu durchschreiten habe. Plötzlich sehe ich ein imposantes Treppenhaus vor mir, das ich von Podest zu Podest nach oben durchlaufe. Es mündet in einen kreisrunden Raum, der ringsum von einer Galerie mit Holzgeländer begrenzt ist, an dem ich mich außen vorbeihangele, bis jemand von irgendwoher aufgeschreckt ruft: „Der Raum hat ja keinen Boden!"

Als ich nach unten schaue, packt mich das blanke Entsetzen, denn ich sehe nur noch ins Bodenlose. Ein großes schwarzes Loch tut sich unter mir auf, in das ich auf keinen Fall abstürzen möchte.

Aber langsam schwinden meine Kräfte und ich kann mich kaum mehr halten. Während ich nur noch mit beiden Händen an dem rettenden Holzgeländer hänge, erblicke ich neben mir einen Mann, der dort ebenso hängt wie ich und mir ruhig und vertrauensvoll zuspricht: „Lass dich fallen!"

Ich will aber nicht! Diese Idee behagt mir überhaupt nicht. Als er meine Reaktion sieht, zeigt er mir ein kleines Stück Papier und sagt: „Guck selbst, dir kann nichts passieren!" Und dann macht er es mir vor: Er springt!

Mit einer Hand habe ich das Papier ergriffen: Es ist die Anleitung für einen Spielzeugaufbau wie aus einem Überraschungsei und es steht mein Geburtsdatum darauf.

Im gleichen Zuge merke ich, wie meine andere Hand nun ungeplant loslässt, und ich stürze ab in die Tiefe. Ich habe Panik und merke am starken Luftzug im Gesicht, wie schnell ich falle.

Und dann kommt er, der Wendepunkt.

Als ich mir klarmache, dass ich von nun an nichts mehr daran ändern kann, löst sich der Krampf und ich kann den freien Fall sogar genießen. Um mich herum ist niemand und nichts. Ich falle wer weiß wohin und es macht mir keine Angst mehr.

Plötzlich finde ich mich mitten in feinem, weißem Sand an einem wunderschönen Strand wieder, ohne zu wissen, wie ich hier gelandet bin. Wieso habe ich gar keinen schmerzlichen Aufprall gespürt? Hier ist pure Harmonie.

Die gleiche Stimme wie eben spricht mich beruhigend an: „Ich hab dir doch gesagt, dir kann nichts passieren!"

Irgendwie bin ich völlig fassungslos und absolut ruhig zugleich. Hier ist es „wunder-bar"!

Wie konnte das gehen? Mir ist absolut nichts passiert und ich bin unversehrt. Alles heil, angstfrei.

Zunächst denke ich am darauf folgenden Morgen: „Komisch, eigentlich habe ich doch schon ganz gut losgelassen, schneller sogar als bei meinen bisherigen Schüben."

Denn ich erinnere mich gut an sie alle und kann hier ein fast schon festgefahrenes Schema erkennen, nach denen sie abgelaufen sind.

Zunächst waren da immer die Enttäuschung, Wut und Trauer, die die ersten MS-Symptome in mir auslösen: „Ist es schon wieder so weit? Wieder verloren im ständigen Kampf!" Ich hänge durch, nachdem ich auf diese Weise „eins auf den Deckel bekommen habe".

Dann versuche ich es in den ersten Tagen gerne mit Verdrängung und schenke den Symptomen möglichst wenig Aufmerksamkeit: „Vielleicht gibt es sich ja wieder von selbst!"

Dieser Zustand fließt nahtlos über in die innere Zerrissenheit, wie ich nun mit der Situation umgehen soll: „Was muss ich unternehmen? Akuttherapie ja oder nein?" Ich will und ich will nicht.

Ist dann die Entscheidung pro Cortison ausgefallen, folgt fast auf dem Fuße dieses unangenehme Gefühl, klein, schwach und lästig zu sein, denn ich muss mich wieder krankmelden und mir und meinem Umfeld eingestehen, dass ich für ungewisse Zeit aus dem Verkehr gezogen werde. Das kostet Überwindung.

Dann wechseln sich Akzeptanz und Angst in manchmal allzu kurzen Abständen ab.

Habe ich aber erst einmal die Verantwortung abgegeben, kehrt ein befreiendes Gefühl ein und bringt die Hoffnung gleich mit, dass alles wieder gut werden kann.

Bei diesem Schub habe ich zügiger loslassen können, die ersten Phasen des stereotypen Verlaufes sind also wie im Zeitraffer abgelaufen und ich fand mich schneller bei der Hoffnung wieder.

Ich ahne aber, dass dieser Traum so etwas wie eine Zusage an mich sein soll.

Die brauche ich wohl, denn die nächsten Wochen verlangen mir noch ein weitaus größeres Vertrauen ab, als ich momentan überblicken kann.

Körper bergab und Seele bergauf

Nach einer guten Woche, die keine Veränderung der Symptomatik gebracht hat, schreibt mich mein Neurologe direkt für die nächsten drei Wochen krank und verordnet mir eine erneute intravenöse Cortisonstoßtherapie mit anschließender Cortisontabletteneinnahme.

Das haut mich zum ersten Mal in diesem Schub richtig aus meiner Fassung – Tränen fließen. Ich wollte doch auch nicht so lange ausfallen, wenngleich mein Chef in keiner Weise Druck auf mich ausübt, ganz im Gegenteil. Es ist so ungemein erleichternd, wenn man sich für seine Krankheit nicht noch rechtfertigen muss und auch mit dem eigenen Handicap als arbeitnehmender Mensch akzeptiert ist. Dieses Glück ist wohl vielen chronisch kranken Menschen verwehrt.

„Ganz nebenbei" steht in diesen Wochen die Schulentscheidung für Matthias' Besuch der weiterführenden Schule an. Erfreulicherweise konnte ich die diversen Tage der offenen Tür bei den infrage kommenden Schulen vor dem Schub noch unbeeinträchtigt besuchen. Denn diese wichtige Entscheidung will wohl überlegt und getroffen sein.

Matthias' und unsere gemeinsame Auswahl fällt auf das nahe gelegene Gymnasium, das er mit dem Fahrrad erreichen kann und das ein Ganztagsschulkonzept realisiert. Diese Idee, dass Matthias erst nach 16 Uhr nach Hause kommt, gefällt mir zwar zunächst grundsätzlich nicht. Aber gerade die jetzige, häusliche Situation führt uns alle wieder an die Belastbarkeitsgrenze. Da wäre es schon eine Erleichterung, wenn Matthias nach der Schule keine Hausaufgaben mehr zu absolvieren hätte und den Tag bis zum Nachmittag mit seinen Freunden gemeinsam verbringen könnte.

Denn ohne die große Hilfsbereitschaft der ganzen Familie und unserer Freunde wären wir mal wieder ganz schön aufgeschmissen. Alle helfen uns im Haushalt, wo sie nur können, und helfen uns durch andere Liebesdienste, lassen Matthias nachmittags zum Spielen kommen, was für mich ganz wichtig ist. Denn mein Befinden drückt ihn schon genug, da soll er wenigstens nachmittags mal froh und ausgelassen unterwegs sein können.

Unser soziales Netz, wie man so schön sagt, es ist in der Tat das Auffangnetz, das uns gerade vor dem Absturz bewahrt. Es ist so ein großes Geschenk, dieses Netz in schwierigen Zeiten zu spüren und sich gehalten zu wissen von wohlwollenden Menschen, die auf diese Weise Liebe lebendig greifbar machen.

An meinem heutigen Heultag suchen wir noch gemeinsam mit Matthias seine neue Schule auf, d. h. die, die es nach seinem eigenen Wunsch nun werden soll, und ich schleppe mich mit Guidos Hilfe und letzter Kraft die Treppen zum Sekretariat hoch. Den Handlauf des Geländers versuche ich nicht anzufassen, da meine Immunabwehr durch das Cortison wie gewünscht schon deutlich geschwächt sein dürfte und ich mir keinen Infekt einhandeln will.

Der Wichtigkeit dieser Begegnung bewusst, ist es mir dann noch möglich, dem Gespräch mit dem Schulleiter trotz der Turbulenzen innerhalb meiner selbst einigermaßen aufmerksam zu folgen. Dafür reichen meine Kräfte noch. Wir merken alle drei gemeinsam, dass die Entscheidung für diese Schule nun auch gefallen ist. Matthias fühlt sich hier wohl.

Bereits eine halbe Stunde später liege ich im Behandlungszimmer meines Arztes und beobachte, wie die so harmlos anmutende und doch so stark wirksame Cortisonlösung neuerlich in meine Armvene geleitet wird: erneut hinein in meinen Körper. Wirke! Wirke!

Infusionsnachschub gibt es auch an den nächsten Tagen und meine Kraft schwindet immer mehr. Sie scheint komplett in die Regeneration der Nerven zu fließen. Länger als eine halbe Stunde kann ich gar nicht auf sein, auch nicht im Sitzen. Ich liege und atme, das ist im Moment meine Hauptbeschäftigung.

So lasse ich mich aber trotzdem nach einigen Tagen zu unserer abendlichen Meditationsrunde fahren, weil ich die Ahnung davon habe, dass mir das guttun wird. Ich absolviere die Zeit im Liegen, das geht immerhin und ist von unserer Lehrerin liebevoll vorbereitet. Ein richtiges Nest für mich!

Wir führen eine Schreibmeditation durch zu der Musik von Walgesängen, wie ich sie am Sterbebett meines Vaters oft gehört habe. Die markanten Zeilen, die sich dabei aus meiner Hand schreiben, sind folgende:

Frieden über allem,
größer als alles,
alles überspannend,
alles durchwirkend,
meine Essenz,
tief in mir drin,
tiefer als Körperempfindungen,
mehr als alles,
ewig!

Unter dem Eindruck dieses tiefen Geborgenheitsgefühls werden wir im Anschluss noch in eine „Bergmeditation" entführt, bei der wir uns vorstellen, selbst ein Berg zu sein.

Ich bin ein massiger, hoher Berg, der atmet. Egal welche Stürme an mir vorbei und über mich hinweg ziehen, ob Sommer oder Winter, ich bin immer der gleiche Berg, nur in anderem Antlitz. Während der gesamten Meditation habe ich ein derart ausgeprägtes Energiegefühl an meinem Kopf, wie ich es vorher so intensiv noch nie gespürt habe, und es kommen wie von selbst zwei markante Sätze in mein Bewusstsein: „Ich war schon immer! Ich bin eins mit allem!"

Am Ende dieses Abends erfüllt mich ein ausgeprägtes Glücksgefühl, das erspürte Wort: „Wir sind alle ein Leib"! [5]

Noch nie zuvor habe ich dieses Wort intensiv gespürt und umso mehr verblüfft mich die Selbstverständlichkeit, dass es gar nicht anders sein kann. Dass wir alle nicht wirklich voneinander getrennt sind, sondern in unserer Essenz, der göttlichen Essenz in einem jedem von uns, zusam-

5 Vgl. hierzu folgende Bibelstelle: Röm. 12,5: „So sind wir, die vielen, ein Leib in Christus, als einzelne aber sind wir Glieder, die zueinander gehören."

mengehören. Diese Essenz präsentiert sich mir ganz neu: selbst erspürt und mit eigenen Erfahrungen bebildert.

Das ist anders als gehört und geglaubt. Das ist neu als wahr gespürt.

In dieser schwierigen Situation, in der mein Körper an den Rand geführt wird, macht meine Seele Freudensprünge aufgrund dieser besonderen Erfahrungen.

Geht das vielleicht gerade aufgrund dieser Grenzsituation, die zum Anhalten und zum Aushalten zwingt und somit zum Innehalten einlädt?

Und zum Abschluss ziehe ich noch eine Spruchkarte, deren Text für mich heute lautet: „Freue dich an den kleinen Dingen des Alltags. Verweile im Heute und Jetzt. Dann wirst du die Freude bald wieder in ihrer ganzen Fülle haben!“

Na, wenn das nicht passt und einfach Mut macht.

Innen geschaukelt zwischen Angst und Liebe

Weiter ziehen die Tage dahin, ohne dass eine körperliche Besserung spürbar würde. Eher im Gegenteil. Ich komme an den Rand meiner Kraftressourcen. Und dann wird noch Matthias ziemlich langwierig krank und bedarf einer intensiv zugewandten Pflege. Er hat hohes Fieber, ist stark erkältet und erbricht. Es ist wohl bezeichnend, dass er bisher in keinem Winter so krank gewesen ist und sich nur schwer und langsam erholt. Seine Abwehr ist wohl durch die innere Auseinandersetzung mit unserem familiären Ausnahmezustand nicht zum Besten aufgestellt.

Ohne die ständige liebevolle Hilfe durch die Familie wäre die Situation uns spätestens jetzt über den Kopf gewachsen.

Unabhängig davon, dass ich selbst kaum auf meinen Beinen unterwegs sein kann, darf ich mich möglichst nicht anstecken, da jeder Infekt ein neuerliches Anfachen des Entzündungsgeschehens bedeuten kann und dadurch diese belastende Situation nur noch weiter verlängern würde.

Schlimm empfinde ich diese innere Ambivalenz: nicht mehr zu können und doch so unbedingt zu wollen. Wenn es meinem Kind elend ist und ich mich nicht einbringen kann, das schmerzt auch dann, wenn ich es gut versorgt weiß. Es ist dieses Gefühl der Hilflosigkeit, der Überforderung.

Und dann kommen sie eben doch hoch und bahnen sich mit Brachialgewalt den Weg: Zukunftsangst, Groll und die ungeheure Wut auf diese Krankheit, die mich lähmt und jede Sicherheit wegreißt. Eine illusionäre Sicherheit, die Gesundheit in dieser Welt scheinbar anzubieten hat.

Dies aber ist ein Trugschluss in sich, da es in der Welt der Vergänglichkeit sowieso keine Sicherheit gibt, die unanfechtbar wäre. Gerne hätte ich die Kontrolle darüber, wie die Dinge in meinem Leben laufen, und ganz besonders natürlich hätte ich gerne die Kontrolle über meinen Körper und darüber, wie ich ihn zum Einsatz bringen kann.

Dieser starke Schub führt mich genau an den Punkt, an dem ich akzeptieren muss, die Kontrolle abzugeben und dabei im Vertrauen auf die göttliche Führung auch und gerade jetzt zu verharren. Keine ganz leichte Lektion, die mich mitten ins Zentrum führt:

Es ist der innere Kampf zwischen der Liebe und der Angst, den ungeahnten Möglichkeiten und den scheinbar unaufhaltsamen Einschränkungen. Es ist der Kampf gegen das Dunkel und gegen die Zweifel, der mich in eine innere Zerrissenheit führt, die an manchen Tagen im Heulkrampf endet und danach dann eine erschöpfte Entspannung mit sich bringt, eine Leere, die wohltuend ist.

An einem dieser Tage bin ich kurz mit Matthias alleine.

Es soll wohl so sein! Denn in dieser Zeit läuft genau das ab, was ich am gleichen Tag bei Elisabeth Kübler-Ross lesen werde. Man könnte sagen, es ist wieder so eine Grenzsituation, die zu einem echten Aha-Effekt führt. Ein intensives Erleben.

Matthias ist in seinem Zimmer, um eine neue CD zu hören. Als ich alleine mit mir im Raum bin, öffnen sich gerade wieder alle Tränendrüsen und ich fühle mich total haltlos, schwach, endlos traurig. ANGST.

Da höre ich ihn plötzlich weinen, selber von großer Angst ergriffen. Er kommt völlig aufgelöst zu mir und erzählt mir, was ihn belastet. Im ersten Moment fühle ich mich außerstande, die Kraft zum Trösten aufzubringen. Ich bin mir selbst zu viel. Aber da ist sonst niemand, der gerade helfen könnte!

Und dann geht es wie von selbst eben doch. Da ist etwas Antreibendes in mir: Es ist meine Liebe zu ihm, die mir neue Kraft spendet. Mein Mitgefühl ihm gegenüber richtet auch mich selbst regelrecht auf und nach gespendetem Trost geht es auch mir jetzt erstmals gut an diesem Tag. Es ist, als hätte jemand endlich die drückende schwarze Dunstglocke von mir abgehoben.

Die Liebe hat über die Angst gesiegt und mir dieses untrügliche, friedliche Gefühl geschenkt, nach dem ich mich so sehr sehne.

Am Abend dieses Tages lese ich bei E. Kübler-Ross / D. Kessler: „Tief drinnen, im Kern unseres Wesens gibt es nur zwei Emotionen: Liebe und Angst. (…) Sie schließen sich gegenseitig aus. Wir müssen ständig die Wahl treffen, insbesondere in schwierigen Situationen. Sich für die

Liebe entschieden zu haben bedeutet nicht, dass Sie nie wieder Angst empfinden werden. Es bedeutet vielmehr, dass viele von Ihren Ängsten hochkommen, um endgültig geheilt zu werden. (...) Wir müssen uns ständig für die Liebe entscheiden, um unserer Seele Nahrung zu geben und die Angst auszutreiben (...).

Jetzt ist der einzig wirkliche Augenblick, den wir haben, und die Liebe ist die einzig wirkliche Emotion, weil sie die einzige ist, die im gegenwärtigen Augenblick stattfindet.

Angst beruht immer auf etwas, das sich in der Vergangenheit zugetragen hat, und veranlasst uns, vor etwas Angst zu haben, das sich mutmaßlich in der Zukunft ereignen wird.

Wir können in der Liebe leben, indem wir lernen, uns selbst zu lieben (...). Mitgefühl kann Ihnen helfen, Ihre Liebe und Güte nutzbar zu machen, wenn Sie mit Angst konfrontiert sind."[6]

Es war genau dieses von Liebe getragene Mitgefühl, das mir auch selbst die Angst nahm, als ich Matthias zu trösten versuchte. Und solange Mit-Gefühl nicht zu Mit-Leid mutiert, ist es ein gutes, liebendes Gefühl, mit dem ich mich dem Nächsten zuwende. Mitzuleiden und den Schmerz des anderen so in mich aufzusaugen, dass er zum eigenen Schmerz wird, führt mich selber mit hinein in die Angst und hilft so weder dem Bemitleideten noch dem Mitleider. Mitleid zieht beide in eine krankmachende, angstgesteuerte Gefühlswelt. Mitgefühl aber richtet spürbar auf.

Und so freue ich mich ja auch selbst über jedes liebende Mitgefühl, über jeden authentischen Besserungsgruß, der mich erreicht und mir hilft, mich wieder aufzurichten. Es ist ein ständiges Geben und Nehmen, ein Verschenken und Beschenkt-Werden.

Entscheidend ist wohl, dass man sich selbst dabei nicht vergisst und sich selbst auch liebevoll behandelt. Wer sich selbst so behandelt, kann auch anderen in dieser Liebe begegnen.

Im Angesicht der beiden Emotionen Liebe und Angst lohnt eine innere Safari, um den eigenen, verschiedenen Emotionen auf den Grund zu gehen, die alle auf diese beiden Grundpole rückführbar sind.

---

6 „Geborgen im Leben, Wege zu einem erfüllten Dasein" von Elisabeth Kübler-Ross und David Kessler; Knaur Verlag

Es ist wie Zwiebelschälen. Wenn ich genau danach schaue, was mich in einer bestimmten Situation ärgert, anrührt, wütend macht, lachen oder vor Zorn fast kochen lässt, traurig, fröhlich oder sogar glücklich macht, dann kann ich eines immer frei schälen: In der Tat entspringen die positiven Emotionen letztlich alle der Liebe und die negativen Emotionen der Angst. Das Gegenteil von Liebe ist nicht Hass, das greift zu kurz. Auch Hass ist nur ein Ableger der Angst.

Ich spüre in meiner jetzigen Lebenssituation sehr deutlich, wie schnell und elementar die beiden Grundemotionen sich ablösen, ja verdrängen können. Vertrauende Zuversicht und bohrende Verlustangst.

In einem Moment kann ich mich ganz konkret von den negativen Gedanken verabschieden und mir für den weiteren Verlauf meiner Lebenssituation einen wie auch immer gearteten positiven Ausgang vorstellen. Dann spüre ich Frieden in mir und ich weiß um meinen Wert, der losgelöst ist von meiner Leistung, die ich in dieser Welt erbringen kann. Es ist der Wert, der jedem Menschen gleichermaßen ursprünglich zu eigen ist und der uns alle verbindet.

Dann wieder quält mich die Angst, dass alles in meinem Leben auf dem Spiel steht: Hält meine Ehe, unsere Beziehung eine solche Belastung dauerhaft aus? Und wie steht es um meine Mutterrolle? Für Matthias kann ich mich momentan um nichts Praktisches kümmern! Was wäre, wenn ich dies auch in Zukunft nicht mehr werde leisten können? Lässt sich dies gemeinsam schultern, ohne dass es zu großen, schmerzhaften Einschränkungen für unser Kind kommt?

Zu meinem Leben, so wie ich es mag, gehört auch die Ausübung meines Berufes. Das scheint in weite Ferne gerückt! Mehrere Stunden auf den Beinen sein? Unvorstellbar im Moment!

Das Bild davon, möglicherweise in meinem Körper gefangen zu sein, malt sich dann wie von selber in meinem angsterfüllten Kopf und taucht gerne regelmäßig auf wie ein Schreckgespenst zur Geisterstunde.

Das erinnert in der Tat an reales Achterbahnfahren, schnelles Auf und Ab. Gerade noch scheint die Welt kopfzustehen und dann ist auf einmal alles wieder an seinem Platz.

Ich bin geschüttelt, aber es hilft ungemein, dies überhaupt zu erkennen und im jetzigen Augenblick ohne Wertung, ohne Selbstverurteilung und Schuldzuweisung an mich selbst so sein zu lassen, wie es eben gerade ist. Das geht nicht ohne Selbstliebe, Mitgefühl auch mit mir selber. Es ist einer der möglichen Wege aus der Angst heraus zurück zur Liebe.

Einer dieser guten, Angst vertreibenden Momente ist für mich in dieser Zeit auch ein Besuch bei einer mir bekannten, vertrauten Heilerin. Sie kann aus der Urquelle Energie durch ihre Hände fließen lassen und sie dort hinleiten, wo sie benötigt wird, um die Selbstheilungskräfte zu aktivieren.

Sie legt mir die Hände im Bereich der Halswirbelsäule auf (genau da, wo meine neuen Entzündungsherde liegen, wie ich später erfahren werde) und ich spüre, wie eine wohlige Wärme entlang meiner Wirbelsäule bis hinab in meine Füße und wieder zurückfließt.

Mit ihrer besonderen Fähigkeit geht sie sehr verantwortungsbewusst um und macht mir auch keine falschen Versprechungen. Und nachdem sie mir so ihre Hände aufgelegt hat, geschieht für mich in der Folge das für meinen Verstand Unfassbare: Ich spüre einen ganzen Abend lang meine Füße und es arbeitet heftig darin. Zwar ist dies nicht von längerer Dauer, denn dafür ist dieser mein Absturz zu heftig und ich bedarf auch noch weiterer Hilfestellungen auf allen Ebenen. Aber dieses Erlebnis stärkt meine Zuversicht, dass vielleicht doch noch was geht. Es tut immer gut, eine solche Behandlung zu erfahren. So fühle ich mich indirekt auch von einer höheren Macht durch meinen Schub begleitet.

Schade, dass nicht schon viel natürlicher und häufiger neben der Schulmedizin auch diese andere Therapieebene des geistigen Heilens zum Einsatz kommt, denn gemeinsam angewendet können sie sich in ihren Erfolgen gegenseitig befruchten. Um zu einer ganzheitlichen Heilung zu kommen, ist es meiner Meinung nach unerlässlich, die seelische Ebene mit in den Heilungsprozess einzubinden. Durch manches Stimmungstief werde ich als Reaktion auf diese geistige Behandlung geleitet, denn alte Ängste und unangenehme Gefühle, oftmals richtige Trauer kommen aus einer verdrängten Schicht hoch an die Oberfläche, um angeschaut zu werden. Das ist anstrengend und tut oft richtig weh, aber schon während der Prozess abläuft, erahne ich seine tiefere Bedeutung und Notwendigkeit für meine eigene Heilung. Eine Heilung, die tiefer greift als körperliche Genesung. Die Heilung, die die Seele sich wünscht. Auf dieser Ebene geschieht geistiges Heilen, das eben genau dort in unserem Inneren ansetzt, wo uns die liebende Zuwendung hinführt. Dorthin, wo in unserem Inneren Wunden klaffen und der Heilung bedürfen.

So empfinde ich diese Behandlungen auch als kräftigende Stärkung, die mich befähigt, meiner Angst ins Auge zu schauen, statt weiter vor ihr wegzulaufen und sie zu verleugnen.

Diese Konfrontation mit der eigenen Angst und ihr effektives Vertreiben ist allerdings kein einmaliges Vorkommnis, schade – dann wäre es so einfach.

Ich weiß nicht, wie lange ein solcher Prozess wohl dauert, aber ich glaube fest daran, dass dies die einzige Möglichkeit ist, sich dauerhaft von seinen lähmenden Verlustängsten zu befreien, und dass hierin die eigentliche Heilung begründet ist. Heilung der Seele *und* Heilung des Körpers.

Denn wer von dem Urvertrauen, das uns allen einst ursprünglich geschenkt wurde, innerlich beseelt ist, kann wieder heil werden. Dann verliert die dem Leben immanente Vergänglichkeit ihr bedrohendes Moment.

Ich ergebe mich

Wie kaum zu verhindern war, fange auch ich mir den grippalen Virusinfekt ein, der in unserer Familie die Runde macht und der mit Fieber, Hals- und Gliederschmerzen meinen immer tauberen Körper flutet. Damit aber nicht genug. Durch die hohen Cortisongaben ist in meinem Zuckerstoffwechsel insgesamt eine Schieflage entstanden. Unter Cortison steigt der Blutzuckerspiegel an, und seit dieses nun abgesetzt ist, gerate ich immer häufiger reaktiv in den Zustand der Unterzuckerung, was ich normalerweise an Zittern, innerer Unruhe, Schweißausbrüchen oder Herzklopfen festmachen könnte. Aber im momentanen Gemenge der verschiedenen körperlichen Missempfindungen, die ja dauernd da sind, kann ich die aufgepfropften Unterzuckerungssymptome einfach nicht mehr wahrnehmen. Dadurch komme ich mehrmals in sehr brenzlige Situationen, die mich bis kurz vor einen Zusammenbruch führen. Daher gehe ich dazu über, mir selbst regelmäßig den Zuckerwert zu bestimmen, um rechtzeitig ausreichend Kohlenhydrate nachzuschieben, bevor der Zustand entgleist.

Mein homöopathischer Arzt bringt es auf den Punkt, als er anhand seiner Ergebnisse, die er mithilfe von Elektroakupunktur gewonnen hat, feststellt: „Sie müssen sich eigentlich fühlen wie kurz vor dem Verbluten." Das könnte sein … wenngleich ich nicht wirklich weiß, wie man sich dann fühlt. Aber das Ausmaß meiner körperlichen Schwäche ist stetig gewachsen und ich habe keine Energiereserven mehr. Ich benötige einige Unterstützung, um behutsam meinen Stoffwechsel wieder auszutarieren.

Die mittlerweile durchgeführte Kernspinaufnahme des Rückenmarks hat die Kampfplätze in meiner Halswirbelsäule deutlich sichtbar werden lassen. Es sind zwei neue Herde zu sehen, wobei der größere durch die immer noch deutliche Kontrastmittelaufnahme hervorsticht. Das bedeutet nichts Gutes: Das Entzündungsgeschehen im Rückenmark konnte mit der bisherigen Therapie nicht zum Stillstand gebracht werden. Grell leuchtet sich dieser runde Fleck in meine Wahrnehmung: scheinbar kleine Ursache mit großer Auswirkung. Die Auseinandersetzung ist noch nicht beendet, ich kann die weiße Fahne noch nicht hissen. Mir ist sehr unbehaglich zumute.

Mein Neurologe ist nun fest entschlossen, mich ins Krankenhaus einzuweisen. Zunächst sollen neue Therapieschritte überlegt werden. Viele Möglichkeiten stehen uns nicht mehr zur Verfügung. Ob wohl eine Plasmapherese in Frage kommt? Bei einer solchen Blutwäsche sollen die krankmachenden Autoantikörper, die das Hüllprotein (Myelin) um die eigenen Nerven anknabbern, ausgewaschen werden. Aber auch eine solche Therapie ist risikobehaftet. Das weitere Vorgehen soll in der nahe gelegenen Uniklinik entschieden werden.

Als Guido mich dorthin fährt, läuft im Radio eines meiner Lieblingstanzlieder aus Jugendtagen – „YMCA": „There's no need to feel down … pick yourself off the ground." Aber wie kann ich das gerade jetzt tun?

Immerhin kann ich mich vertrauensvoll in die Hände der dortigen Fachärzte begeben und mich darauf verlassen, dass sie das weitere Prozedere richtig entscheiden werden. Ich kann das Grübeln darüber aufgeben, was jetzt zu tun ist. Ich lasse geschehen. Und wenn der „alte Körperzustand" nicht wieder herzustellen ist, wird etwas Neues in mein Leben kommen. Ich weiß nicht, was das sein wird, aber ich will mich führen lassen.

Und so lasse ich mich zunächst erneut intensiv neurologisch untersuchen. Beim Gänsefußmarsch über die imaginäre Linie auf dem Boden kann ich mehrfach das Gleichgewicht nicht mehr halten. Ich fliege aus meiner Bahn. Es geht einfach nicht mehr. Ich kann einfach nicht mehr.

Auf Guidos Gesicht sehe ich mitfühlendes Entsetzen und der Boden unter meinen Füßen schwimmt mehr denn je. Wir entscheiden gemeinsam mit den Ärzten, zunächst zu Hause das Abklingen des noch brodelnden Infektes abzuwarten, um bei weiter ausbleibender Besserung dann mit einer neuerlichen Therapieeskalation in Form fünfmaliger Cortisoninfusionen von jeweils 2000 mg einzusteigen. Uff.

Inwieweit kann das mein Körper noch wegstecken? Es ist mir ein Rätsel und ich gebe die Verantwortung für die Entscheidung ab. Ich kann einfach nichts mehr denken in meinem Kopf. Ich gebe ab, aber nicht auf.

Was für mich an diesem Tag einen weitaus nachhaltigeren Eindruck hinterlässt als die Untersuchungen und die Therapieüberlegungen, sind die Geschehnisse im Wartebereich, in dem wir uns einige Zeit aufhalten und die ich regelrecht in mich aufsauge.

Denn während ich die Menschen beobachte, die wie wir auf ihren Termin warten, werde ich augenblicklich an meine Grundangst der Einsamkeit im Falle einer Pflegebedürftigkeit erinnert. Jeder einzelne Patient ist auf seine Weise auf fremde Hilfe angewiesen, weil er in irgendeiner Form gehandicapt ist. Aber das Spannende daran: Jeder erfährt sie, diese Hilfe durch zugewandte Mitmenschen, und so lösen diese Menschen hier und heute meine Angst für mich auf. Fast alle kommen in Begleitung an, ob durch Familienangehörige, andere ehrenamtliche oder professionelle Helfer. Durch liebevolle Zuwendung sind sie gehalten, eben nicht allein gelassen.

Einzig ein Mann im Rollstuhl scheint zunächst nicht in dieses Bild zu passen, da er alleine kommt. Doch dann klärt sich auch hier mein Eindruck: Er ist ausgesprochen guter Laune und hat keine Hemmungen, um die Hilfestellungen zu bitten, die er gerade benötigt. Gerne werden Handreichungen gemacht. Er kommt schnell ins Gespräch mit anderen und meistert seine Lage lebensfroh.

Die benötigte Hilfe wird gewährt werden. Starke Menschen helfen, auch jenseits der Familie.

Das ist mein Rettungsanker heute.

Ein Eindruck, der über die Heimfahrt hinaus noch lange nachhallt.

Die Hoffnung, dass sich mit dem knapp zweiwöchigen Abklingen des Infektes eine Besserung auch der MS-Symptome einstellen könnte, wird nicht erfüllt. Nun muss also die Entscheidung her, wie es weitergehen soll – wie „ich wieder ans Gehen kommen soll“.

„Mich gehen zu lassen“ fällt mir auch im übertragenen Sinne nicht leicht. Meistens habe ich mich „im Griff“ und speise meine Kraft aus meinem Pflichtbewusstsein. Ich kann aus Gewohnheit gut die Zähne zusammenbeißen, was sich nicht zuletzt an meiner heftig angeknabberten Beißschiene zeigt, die ich im Schlaf trage …

Das bringt aber eben auch mit sich, dass ich oft meine Wut unterdrücke, statt sie zu artikulieren und nach draußen zu lassen, z. B. einfach mal ungebremst in ein Kissen zu schlagen oder gegen ein nicht ganz so geliebtes Möbelstück zu treten …

Das hatte ich mir bis zu diesem Schub schon sehr lange nicht mehr erlaubt.

Da sich ein Wutausbruch so aber nicht gegen andere Menschen richtet, scheint es mir eine gute und befreiende Möglichkeit zu sein, das Ventil zu öffnen, das unter Überdruck steht, ohne dass es zu einer Explosion kommt, bei der „Umstehende" verletzt werden.

Da könnte ich mir an manchen noch unverbogenen Kindern ruhig im Ansatz ein Beispiel nehmen, die einfach nicht bereit sind, schlechte Gefühle unter der Decke zu halten. Sie spüren noch instinktiv, dass ihnen das nicht guttut.

Das „In-sich-Hineinfressen" ist ungesund und ich sollte es lieber in ein gesundes „Nach-außen-Ablassen" transformieren. Das will erst geübt sein, denn ich bin mit einem ausgeprägten Harmoniebedürfnis ausgestattet. Aber meine momentane Befindlichkeit und dieser Schub generell führen mich hier zu mehr Ehrlichkeit mir selbst gegenüber.

Gut bei mir zu sein, authentisch zu sein heißt eben auch, die negativen Stimmungen zuzulassen, statt immer tapfer und mutmaßlich stark sein zu wollen. Stark ist, wer Schwäche zeigen kann. Unverblümt und ungeschminkt, weil es menschlich ist. Irgendwann, spätestens im Schub, holen mich die weggedrückten Gefühle sowieso auf der Überholspur wieder ein.

Niemand kann und sollte immer in eine Richtung funktionieren.

Im Alltag kann ich aufkeimender Wut allerdings auch vorbeugen. Indem ich mich angemessen abgrenze und mich nicht in Verantwortlichkeiten dränge bzw. drängen lasse, die nicht in meinem eigenen Verantwortungsbereich liegen. Hierin sind viele Ursachen für schlechte Gefühle begründet und das jeweilige Hinterfragen von Zuständigkeiten bedeutet eine richtige Herausforderung für mich, die regelmäßig im Alltag aufblitzt.

„Liegt dies in meiner Verantwortung?“ – eine wichtige Frage, die ich mir im Laufe meines eigenen „Abgrenzungs-Lernprozesses“ immer häufiger stelle, um klarer zu sehen.

Bei der Beantwortung helfen mir die regelmäßige Meditationspraxis und das Visualisieren meines Lichtkreises, in dem ich sicher aufgehoben bin. Daraus ergibt sich häufig eine andere Sicht auf die Dinge, denn oft erfordert es Mut, die eigene Nicht-Zuständigkeit festzustellen und diese auch auszuhalten. Lautet also die Antwort auf die Frage nach meiner Zuständigkeit „Nein“, dann zwingt mich nichts zum Handeln oder Grübeln. Ist es aber so, dass im Rahmen meiner Verantwortung eine Problematik auftaucht, dann bleibt immer noch zu prüfen, ob Handeln erforderlich ist und dann auch konsequent erfolgen sollte. Es kann auch sein, dass es sich aus verschiedensten Gründen nicht lohnt, aktiv zu werden. Wenn ich zu diesem Schluss komme, sollte ich mich mit den Gegebenheiten in Frieden abfinden und nicht in ständiges Grübeln verfallen.

Dieses Eingrenzen der Zuständigkeiten im eigenen Leben gehört unbedingt zu einer gesunden Abgrenzung dazu und hat nichts damit zu tun, egoistisch zu sein. Das musste ich auf meinem Weg mit der MS erst lernen.

Eine klare und doch liebevolle Abgrenzung schafft mehr eigenen, geschützten Raum, der in der Folge nicht mehr so leicht angreifbar ist.

Grundsätzlich werden viele der mutmaßlich als Angriff empfundenen Vorkommnisse nur durch die eigene Befindlichkeit und die Prägungen, die im Laufe des eigenen Lebens entstanden sind, als solche bewertet und sind vom Absender häufig gar nicht in der Absicht anzugreifen abgeschickt.

Da hilft es, nicht direkt jede kleine Reibung als persönlichen Angriff einzustufen. Es ist selten persönlich. Und wenn doch, so bleibt immer noch mir die Entscheidung überlassen, ob ich mich persönlich angreifen lassen will, ob mir alles derart unter die Haut gehen soll. Dorthin, wo gerade wieder Taubheit vorherrscht und mir diese Zusammenhänge vor Augen führt.

Oftmals reicht ja schon ein kleines Mosaikstück, das genau in mein eigenes Erinnerungsmuster passt und eine längst vergangene, unangenehme Situation wieder belebt. Alte Verletzungen kommen hoch und alter Schmerz wird wieder neu empfunden und auf die aktuelle Situation projiziert. Jeder von uns hat diese alten Wunden, an die wir ungern Hand anlegen oder anlegen lassen. Diese zunächst freizulegen heißt, in der Rückschau zu erkennen, was genau damals so wehgetan hat. Dieses Aufschlüsseln in Verbindung mit Vergebung hilft der Wunde langsam, aber nachhaltig zu heilen. Mit Narben lässt sich leben, mit offenen Wunden weniger. Auch wenn diese meist versteckt werden, sie wuchern vor sich hin und wir spüren sie ganz genau. Die Heilung passiert nicht von heute auf morgen, denn gut erlernte reaktive Verhaltensmuster wollen aufgebrochen werden, um den inneren Frieden wiederzufinden.

Es ist ein Prozess, und ich kann heute damit beginnen.

Ab in die Werkstatt

Vor dem abendlichen Einschlafen bitte ich in diesen Tagen um einen Traum, der mir als Entscheidungshilfe dienen soll, ob ich mich jetzt zur Therapieeskalation ins Krankenhaus begeben soll. Ich bin nicht ganz sicher, ob das nun der richtige Zeitpunkt ist, aber der Traum in dieser Nacht schenkt mir genau diese Sicherheit:

Ich bin mit meinem Mann irgendwo über Land im Auto unterwegs. Wir wissen nicht, wie wir fahren müssen, und suchen verzweifelt nach dem richtigen Weg.

Ich schlafe sehr unruhig und werde zwischendurch immer wieder wach, wälze mich im Bett hin und her. Den Traum nehme ich aber trotzdem wieder auf und bin später dann alleine zu Fuß unterwegs. Ich suche mein Auto, das ich an irgendeinem Platz geparkt habe, ich weiß aber nicht mehr, wo das war. So laufe ich orientierungslos stöbernd durch viele verschiedene Straßen. Zahlreiche Autos sind hier am Rand geparkt, aber meines ist nicht dabei. Als ich jedoch um die nächste Ecke biege, erblicke ich es plötzlich und unerwartet: am Straßenrand eingeparkt, die Parklücke davor ist mittlerweile frei geworden. Aber was ist das? Die Haube hat eine riesige Beule und ist bis hin zur Windschutzscheibe eingequetscht. Kein schöner Anblick – ein großer Schaden. Ich bin wie vom Donner gerührt. „So ein Mist!", höre ich mich laut ausrufen. „Jetzt muss ich mit dem Auto auch noch in die Werkstatt! Das fehlte mir gerade noch!"

Am nächsten Morgen bin ich noch von der Klarheit dieses Traumes beeindruckt und dass er auf mein konkretes Bitten hin wirklich kam, ist eine neue, aufregende Erfahrung für mich.

Seine Aussage für mich ist eindeutig: Das Auto im Traum bin ich selbst. Die desorientierte Suche nach dem Weg und später nach dem Auto selbst verdeutlicht meine momentane Lage, in der ich überhaupt nicht mehr weiß, wo ich stehe und wie es weitergehen soll. Ich fühle mich haltlos. Umso mehr freue ich mich, das Auto überhaupt noch zu finden. Das macht mir Mut. Es hat zwar eine massive Beule, ist aber kein

Totalschaden und gehört zur Reparatur zum Fachmann, damit es wieder fahrtüchtig wird. Das kann ich nicht alleine in Ordnung bringen.

Also lasse ich mich mit meinem Rückenmarksschaden zur Reparatur ins Krankenhaus bringen.

Hier beziehe ich zunächst ein Zimmer für mich allein. Das bleibt zwar nicht so und ist dann auch in Ordnung, aber zum Eingewöhnen und zum Beginn der Therapie ist das Alleinsein gerade richtig für mich. So habe ich sehr viel Ruhe, die ich dringend brauche. Diese entspannte Ruhe in meinem Zimmer fällt mehreren Krankenschwestern auf und einige Male werde ich auf die angenehme Atmosphäre angesprochen.

Ich bin selbst erstaunt, hier innerlich so gut angekommen zu sein.

Gerade im Vergleich zum stressigen Stationsalltag, der für mich zwar hörbar ist, aber trotzdem „draußen“ verbleibt, fühle ich mich in „meinem“ Zimmer wie in einem Refugium.

Von dem Fensterplatz aus, den ich mir gerne ausgesucht habe, kann mein Blick nach draußen einige große Bäume erhaschen. An diesen Bäumen halten meine Augen regelmäßig fest, heute noch kann ich sie vor meinem geistigen Auge sehen.

Leise, entspannende Musik, kein Fernseher und ein spannender spiritueller Roman mit neuen Anregungen dazu, wie man auf das eigene Leben schauen kann, und das Schreiben meines Tagebuches füllen meinen Tag hier aus. Der langsame und unsichere Gang in die Stationsküche, um mir eine Tasse Tee zu kochen, ist meine einzige Ambition, das Zimmer zu verlassen. An fünf Tagen bekomme ich je 2000 mg Cortison infundiert. Ich bin richtig erleichtert, dass nun wieder etwas passiert, und hoffe voller Zuversicht auf Besserung.

Mit entsprechender umfassender Begleitmedikation und fachärztlicher Betreuung bin ich hier gut aufgehoben und kann mich tatsächlich fallen lassen.

Die mittlerweile unterbrochene Basismedikation mit Interferon soll in naher Zukunft auf ein anderes Mittel umgestellt werden.

Das abendliche Einschlafen, das nun immer schwerer wird, da das Cortison den Schlaf-Wach- Rhythmus massiv stört, kann ich in den ersten Tagen mit einer meditativen Reise gut unterstützen, die beruhigend wirkt und auf die wir einst in unserer Meditationsgruppe von unserer Lehrerin geführt wurden. Später scheue ich aber auch vor Schlaftabletten zur Nacht nicht mehr zurück, um wenigstens einige Stunden am Stück schlafen zu können.

Trotzdem hilft mir immer wieder die Vorstellung davon, eine Reise durch meine Seelenlandschaft zu unternehmen, die zunächst in einem Raum beginnt, in dem alles grün ist. Jedes einzelne Einrichtungsstück, das nun vor meinem geistigen Auge auftaucht, ist grün. Grün in allen denkbaren Schattierungen. Mein Blick schweift in aller Ruhe durch den Raum.

Ich lasse das Grün auf mich wirken und merke bereits jetzt, wie ich mich entspanne.

An einer Stelle in der Wand hängt ein dicker Vorhang, der leicht vom Windhauch bewegt wird und hinter dem sich noch zwei weitere Vorhänge befinden. Einen nach dem anderen schiebe ich bewusst langsam zur Seite und dann tut sich ein wunderschöner, traumhaft verspielter Garten vor mir auf, der in seinen Farben noch intensiver und brillanter schillert, als er es in Wirklichkeit könnte. Ich bin jetzt in meiner Seelenlandschaft angekommen. Hier möchte ich verweilen und all die wunderbaren Eindrücke in mich aufsaugen. Hier gibt es tolle Bäume, verschlungene Wege und einen erfrischenden, klaren, eigenwilligen Bach.

Ich ziehe die Schuhe aus und laufe zunächst mit nackten Füßen über den saftig grünen Rasen. Gerade jetzt tut es meinen sehr tauben Füßen besonders gut, wenn ich in diesem Bild bin und mir vorstelle, wie ich regelrecht jeden einzelnen Grashalm durch ein angenehmes Pieksen in meiner Fußsohle spüren kann. Sehr langsam und intensiv rolle ich in meiner Vorstellung die Füße für jeden einzelnen Schritt ab und genieße das Gefühl, das sich dabei in den Füßen einstellt.

Hier in diesem Garten kann ich auch jederzeit meinen Schutzengel treffen, wenn ich das möchte. Und je nachdem, wo ich gerade Zuspruch oder Linderung brauche, kommt er mir zu Hilfe. Bilder kommen wie von selbst und in diesen Tagen sehe ich oft in meiner Vorstellung, wie er mir helles, weißes Licht in meine Halswirbelsäule schickt, genau hinein in meine Entzündungsherde. Eine wohlige Wärme macht sich dann allmählich über die ganze Wirbelsäule und den Kopf breit, die mir heilende Kraft zu spenden scheint.

Das ist das Schöne an Meditation überhaupt, wie ich finde. Hier ist Abenteuerland. Genauso wie die Gruppe „Pur" es besingt: „Komm mit mir ins Abenteuerland, auf deine eigne Reise. Komm mit mir ins Abenteuerland, der Eintritt kostet den Verstand!"

Natürlich verliert man den Verstand nicht und beim Schreiben dieses Satzes muss ich schmunzeln, denn manch einer mag vielleicht genau diesen Eindruck haben. Das Vorurteil ist in unserer Gesellschaft wohl noch weit verbreitet, dass Menschen, die meditieren, irgendwie ein wenig verrückt, zumindest aber realitätsfern sein müssen, und so werden sie gerne in eine Schublade gesteckt, auf der der Aufkleber „etwas abgedrehte Esoterik" klebt ...

Aber wer meditiert, ist nicht „abgedreht", sondern dreht während der Meditation dem Verstand die alleinige Aufmerksamkeitszufuhr ab und gibt ihm kurzerhand frei, zumindest rückt er in den Hintergrund und büßt seine scheinbare Allmacht über den Menschen ein.

So kann ich mich dem tiefen Inneren, meinem wahren Selbst öffnen. Stille und Lebendigkeit pur. In dieser Stille ohne den jederzeit tosenden Lärm in der Welt um uns spüre ich erst meine eigene Lebendigkeit, egal wie mein körperlicher Zustand gerade ist. Dann ist alles möglich.

Auch das Spüren in tauben Füßen.

Jenseits meiner eigenen, persönlichen Erfahrungen haben sich auch wissenschaftliche Untersuchungen dem Thema Meditation genähert. Spannendes Neuland. Es konnte mithilfe von Kernspinaufnahmen gezeigt werden, dass sich durch intensives und regelmäßiges Meditieren nicht nur eine subjektive Besserung des Allgemeinbefindens entwickelt – was ich nur bestätigen kann –, sondern dass nachweislich die Dichte der grauen Substanz im Gehirn zunimmt, was auf eine dortige Zellerneuerung hinweist.

Zwar ist die Zahl von 26 zunächst meditationsunerfahrenen Probanden, bei denen dies nach Einführung und folgender achtwöchiger

Meditationspraxis nachgewiesen wurde, recht überschaubar, aber die Ergebnisse beeindrucken mich in jedem Fall.[7]

In mir ist seit dem Beginn meiner ersten Meditationserfahrungen bis heute ein neues Selbstbewusstsein und ein neues Selbstverständnis geboren. Für mich ist es, wie Hermann Hesse es in seinem Gedicht „Stufen" schreibt: „Und jedem Anfang wohnt ein Zauber inne, der uns beschützt und der uns hilft zu leben." In diesem neuen Anfang, für den ich mich im Lauf der letzten Jahre immer mehr geöffnet habe, kann ich diesen Zauber, nicht aber Zauberei erkennen. Ich spüre mich selbst dadurch in diesem Schub besser als in jedem davor, obwohl mein Körper tauber nie war.

Die MS hindert mich in diesem starken Schub zwar am TUN, führt mich aber zum SEIN und macht mir mein HABEN bewusster. Ich erspüre den Wert eines Menschen, auch wenn er nichts zu leisten imstande ist, weil er geliebt wird und selber liebt. Das SEIN ist Liebe pur. Das SEIN ist abgekoppelt von all den Ego-Identifikationen, die so häufig unseren Alltag prägen. Wir sind mehr als unser Ego, das nach Anerkennung über Leistung strebt. Dies jetzt so klar vor mir zu sehen macht mir Mut.

Jetzt kann ich auch die Äußerung in einem ganz neuen Licht sehen, die mich vor Jahren sehr getroffen und regelrecht verletzt hat und die mir nun wieder in den Sinn kommt. In einer Auseinandersetzung sagte damals eine Person zu mir: „Mein Gott, Seien Sie doch nicht so empfindlich! Seit Sie die MS haben, sind Sie aber auch sensibel geworden!" Rückwirkend betrachtet erkenne ich heute für mich den wörtlichen Wahrheitsgehalt dieser Aussage.

Ja, so ist es. Durch die Taubheitsgefühle in meinem Körper, also den Sensibilitätsverlust, mit dem die MS einherging, kam ich tief in meinem Inneren nach und nach zu immer mehr Sensibilität und konnte den Zugang zu meinem wahren Wesen wiederfinden. Neues Spüren. Das Körpersymptom hat mir den Weg gewiesen.

Auf tauben Sohlen bin ich unterwegs zu meinem wahren Selbst.

---

7 „Die Heilkraft der Mönche" von Jörg Blech; Der Spiegel 48/2008

Nach Abschluss der fünf Infusionen gelte ich nun offiziell als austherapiert, was bedeutet, dass das Ende der Fahnenstange erreicht ist. Mehr kann man für mich nicht tun, jedenfalls nicht aus schulmedizinischer Sicht.

Dieses eine kleine Wort kann ungeheure Brutalität ausstrahlen: „austherapiert". Das hört sich verdammt endgültig an und scheint mich entsprechend düster einstimmen zu wollen. Mit einem mulmigen Gefühl verlasse ich das Krankenhaus wieder, die Prognose ist weiterhin sehr ungewiss. Ob das Cortison nun überhaupt angeschlagen hat, und wenn ja, wie lange es bis zu einer spürbaren Besserung dauert, vermag niemand zu sagen. Es bleibt ein großes Fragezeichen. Ein großes Ausrufezeichen in Geduld.

Am Entlassungstag kommen Guido und Matthias mich abholen. Matthias konnte leider bisher bei Guidos Besuchen nicht dabei sein, weil er wieder mit einem fiebrigen Infekt zu kämpfen hatte. Also wieder neue Ansteckungsgefahr.

Nun scheint er aber über den Berg zu sein und uns ist wichtig, dass er mit eigenen Augen sieht, wo ich mich diese Woche aufgehalten habe, damit er keine Schreckensvisionen vom Krankenhaus entwickelt. Es war schon schwer genug für ihn, dass ich dorthin musste, wenngleich ich in einem langen Gespräch mit ihm den Eindruck hatte, dass er seine Traurigkeit und seine Angst diesbezüglich ganz gut in Worte fassen konnte. Mir war wichtig, dass er diese Gefühle rauslässt und sich traut, sie zu artikulieren, und nicht krampfhaft tapfer sein will. Das kenne ich nur allzu gut …

So stehen die beiden also an meinem Bett und ich darf heim! Aber die Freude über das Wiedersehen wird aufs Neue getrübt. Matthias' Mandeln sind, wie wir jetzt feststellen, völlig vereitert, also wieder nichts mit einer innigen Begrüßung. Wieder Vorsicht.

Nachdem er mich auf dem heimischen Sofa abgeliefert hat, sucht Guido noch einen Notdienst auf, um für Matthias das nötige Antibiotikum zu erhalten. Unser liebevoller Ersthelfer ist im ständigen Einsatz für uns und kommt seinerseits fast gar nicht mehr zur Ruhe!

Hört das denn nie auf? Wie lange reichen unsere Kräfte noch?

Vor unserem Haus ist in meiner Abwesenheit die Forsythie aufgeblüht. Schillernd gelbes Frühlingswunder. Trotz allem!

Im Dunkel meines Körpers verfinstert

Seit Beginn dieses Schubes sind zwei Monate vergangen, aber den Zenit scheine ich immer noch nicht ganz erreicht zu haben.

Mein körperlicher Zustand verschlechtert sich weiter. Nach den nunmehr insgesamt erhaltenen Cortisonmengen ist mein Körper unabhängig von all den Missempfindungen völlig ausgepumpt. Noch nie habe ich mich energieloser gefühlt. Sämtliche Schleimhäute rebellieren und melden Pilzbefall. Ich blute aus allen Körperöffnungen. Ich bin innerlich einfach total wund. Besonders mein rechtes Bein gehört mir irgendwie gar nicht mehr. Ich habe Zementsäcke darin. Und das linke ist auch zu taub und zu schwach, um mein Gewicht zuverlässig zu tragen.

Die Treppe ist nur noch sehr langsam mit Guidos starker Unterstützung zu schaffen. Jetzt erinnere ich mich wieder, warum wir einst unser Haus rollstuhlgerecht und mit ausreichend großer Grundfläche gebaut haben, um das Leben im Notfall auf eine Etage beschränken zu können. Dieser Notfall ist jetzt ganz realistisch und ein Rollstuhl wäre momentan keine Bedrohung, sondern eine freundschaftliche Erleichterung. Obwohl selbst ein „Gefahren-Werden“ gerade über meine Vorstellungskraft geht, da ich jede kleinste körperliche Erschütterung, die zusätzlich von außen kommt, kaum ertragen kann und daher zu vermeiden versuche. Während der Heimfahrt vom Krankenhaus war es das Überfahren jedes Kanaldeckels und jeder kleinen Straßenunebenheit, die mich durch ihre Stöße auf meinen Körper auf dem Beifahrersitz erschauern ließen.

Es sind schon zu viele Reize innerhalb meines Körpers, die ich unerträglich finde.

Die Missempfindungen in Form von Vibrieren, Kribbeln und Schmerzen, die von meinen angeschlagenen Nervensträngen in allen Variationen erzeugt werden, fallen so heftig aus, dass mich diese innere Wallung regelrecht überrollt. Das ist kaum in Worte zu fassen. Ich weiß nicht mehr, was mit mir passiert. Jede willentlich ausgelöste Körperbewegung oder Berührung löst eine zusätzliche Kaskade empfundener Kurzschlüsse in der Nervenleitung aus.

Es kann nicht mehr lange dauern, dann fliegt bei mir ob der vielen einzelnen Kurzschlüsse die Hauptsicherung raus. Ich halte das nicht mehr lange aus. Das Zusammensein mit meinem Körper erzeugt mir Übelkeit, mir scheint der Kreislauf wegzusacken.

Ich möchte laut schreien, dass es reicht.

In diesen Tagen der besonderen Herausforderungen besucht mich eine Freundin. Sie spürt vieles, was den Augen verborgen bleibt, und berichtet mir von unserer Begegnung vor wenigen Wochen. Damals hatte sie kurz zufällig mein Bein berührt.

In dem Moment der Berührung war es für sie, als bekäme sie einen heftigen Stromschlag. Sie hatte sich richtig erschreckt und konnte das Gefühlte zunächst nicht einordnen. Noch eine halbe Stunde nach dieser flüchtigen Berührung stand ihre Hand bis über das Handgelenk hinaus unter kräftigem Kribbeln, so wie es sticht, wenn ein Körperteil eingeschlafen war und dann langsam wieder Blut hineinfließt.

Sie ist sehr bewegt, als ich ihr jetzt mein Körpergefühl schildere, das seither noch schlimmer geworden ist. Denn sie erinnert sich noch gut an das elektrisierende Gefühl in ihrer Hand und kann daher im Ansatz nachvollziehen, welche Unruhe wohl verbreitet wird, wenn der Körper von den Füßen bis hoch zum Brustkorb darin eintaucht.

Als sie nun in einem Abstand von ungefähr fünf Zentimetern an meinen Beinen entlangfährt, kann sie mir genau sagen, wo die Missempfindungen am schlimmsten sind, ohne dass ich es ihr vorher gesagt habe. Es stimmt haargenau.

Ich bin zutiefst berührt von diesem Erlebnis. Zum einen ist es Faszination, wie ein Mensch das spüren kann, was in einem anderen Körper vor sich geht.

Zum anderen ist es für mich ein neues, tiefes Verständnis, das mir zuteil wird und für das ich so endlos dankbar bin. Da gibt es eine Person, die spüren kann, was ich gerade spüre. Was meine Worte nur unzureichend wiedergeben können. Wie oft habe ich mir schon gewünscht, dieses kranke Körpergefühl nur für fünf Minuten einmal abgeben zu können. Nicht, dass ich irgendjemandem dieses Gefühl wünschen oder gar gönnen würde.

Und auch nicht nur, um eine kurze Pause zum Durchatmen haben zu dürfen. Sondern vor allem, damit die geliebten Menschen in meinem persönlichen Umfeld durch kurzes Anspüren besser nachvollziehen könnten, was ihre Augen nicht sehen.

In diesem Zustand bricht die Karwoche an und noch nie habe ich einen Karfreitag so authentisch wie in diesem Jahr als Karfreitag erlebt. Traurigkeit. Erschöpfung. Angst.

Am Ostersamstag liege ich ermattet den ganzen Tag im Bett, ziehe nicht einmal mehr aufs Sofa um. Von Auferstehung keine Spur. Ich werde immer wieder von Heulkrämpfen geschüttelt und bin einfach nur froh, dass Guido meine Hand hält und seine liebenden Augen mich so verständnisvoll auffangen wollen.

Als die Nacht anbricht, bin ich in einem wahrlich schrägen Bewusstseinszustand. Ich fühle mich dem Diesseits nicht mehr wirklich zugehörig. Alles verschwimmt irgendwie. Verzweifelte Hoffnungslosigkeit.

Dann aber erblicke ich über unserem Bett das Holzkreuz und mein Blick versenkt sich tief in den gekreuzigten Jesus hinein. Wir scheinen zu verschmelzen.

Ich bitte Guido, mir das Kreuz von der Wand zu holen, damit ich es fest in der Hand halten kann. Ich kralle mich daran fest. Es ist mein einziger, symbolischer Halt jetzt, der mich noch beruhigen kann: „Mein Gott, mein Gott! Warum hast du mich verlassen?“, so fühlt es sich gerade für mich an. „Bitte hilf und durchflute mich mit deiner Liebe!“

Von diesem Gebet erfüllt, liege ich noch lange ausgelaugt halb wach im Bett, aber irgendwie innerlich ruhiger und friedlicher jetzt, bis mich der erlösende Schlaf überkommt.

Ostern – Licht an!

Als am nächsten Tag die Auferstehung Jesu gefeiert wird, fühle auch ich ein dezentes, zartes Erwachen neuen Lebens in mir.

Der innere Krampfklumpen hat sich gelöst und einer leisen inneren Ruhe Platz gemacht. Für eine kurze Zeit von ca. zehn Minuten spüre ich ein wenig meinen rechten Fuß als den meinigen. Das versetzt mich in große Freude, denn mit solch kleinen Signalen begann in der Vergangenheit meist die Phase der Regeneration aus den Schüben heraus. Immerhin ein winziger Lichtblick, der aber umso heller leuchtet, weil er in tiefes Schwarz hineinstrahlt.

JETZT ist sie tatsächlich da: die erste, kleine Besserung!

Mit dem Beginn der neuen Woche starte ich auch mit der neuen Basismedikation. Eine speziell geschulte MS-Krankenschwester bringt mir zu Hause den richtigen Umgang mit den Spritzen bei, die ich mir ab jetzt täglich unter die Haut setze. Sie ist sehr nett und wohnt gar nicht weit von uns entfernt. Bei auftauchenden Problemen kann ich sie ohne Weiteres kontaktieren. Das gibt mir Sicherheit.

Und wieder passiert für mich etwas Unfassbares.

Schon nach den ersten Injektionen kehrt ein gesunderes Gefühl in meinen Körper zurück. Zunächst nur für kurze Zeit, aber regelmäßig im gleichen Zeitabstand zur Spritze, sodass ich dies eindeutig dem neuen Medikament zuordne.

Diese klare Zuordnung wird sich gerade für die folgenden Monate als sehr wichtig erweisen. Denn die lokalen Hautreaktionen auf die Injektionen fallen immer heftiger aus, sodass ich in die Versuchung kommen könnte, die Flinte ins Korn zu werfen, wenn ich nicht so genau um die Effizienz dieser Spritzenflinte wüsste.

Sobald das Fremdeiweiß sich unter der Haut verteilt, verursacht es mir starke Schmerzen, die je nach Injektionsstelle bis zu einer Stunde anhalten. Deshalb lege ich den täglichen Spritzzeitpunkt in die Abendstunden, damit ich auch in weiterer Zukunft die Gelegenheit haben werde, danach mindestens eine halbe Stunde Ruhe zu halten.

Zum Einschlafen brauche ich nun nicht mehr zu überlegen, auf welcher Seite ich liegen möchte, denn das gibt mir die Spritzstelle mit ihrem Druckschmerz vor. Das notwendige Wechseln der Injektionsstelle, damit das Unterhautgewebe sich vor der nächsten Verabreichung ausreichend erholen kann, halte ich mithilfe der genauen Einträge in mein neues „Spritztagebuch" ein. Schon ein wenig skurril, wie der Körper anhand seines Unterhautfettgewebes in brauchbare Spritzfelder eingescannt wird. Dank des vielen Cortisons habe ich mich immerhin mit genügend Fettgewebe aufgepolstert. Wenigstens unter diesem Gesichtspunkt ist das ganz hilfreich.

An den Injektionsstellen bilden sich dann im Laufe der Nacht handtellergroße Irritationen, Quaddeln, die für drei bis vier Tage intensiven Juckreiz verbreiten, der sich auch mit lokaler Behandlung kaum eindämmen lässt. So werde ich mehrmals nachts wach, wenn ich mir gerade wieder die Haut blutig kratze. Ich habe immer gleichzeitig vier bis fünf dieser Stellen, die meine Geduld zusätzlich strapazieren.

Aber: Ich will unbedingt durchhalten und dabeibleiben, da ich doch die Wirksamkeit des neuen Basismedikamentes deutlich spüre. Die Wirkung ist mir wichtiger als die Nebenwirkung. Außerdem sollen diese Hauterscheinungen nach einigen Monaten besser werden. Darauf vertraue ich jetzt fest. Jucken bedeutet immerhin SPÜREN, das ist doch schon mal was!

Diese feste Zuversicht wird durch einen neuerlichen Auto-Traum gestärkt, der mich passend in dieser Zeit des Austarierens der neuen Therapie erreicht:

Ich bin mit Matthias unterwegs, um einen Delfin aus Pappmaché zu ergattern, den wir irgendwo gesehen hatten und der uns beiden direkt auf den ersten Blick sehr gut gefiel. Nachdem wir ihn erstanden haben, machen wir uns mit meinem Auto auf den Heimweg. Aber dieser Weg ist mir völlig unbekannt und er führt uns serpentinenartig immer höher auf einen Berg. Komisch, soll das mein Nachhauseweg sein? Der mir unbekannte Weg, von Straße kann wirklich keine Rede sein, wird immer enger und felsiger. Das Auto passt kaum mehr hindurch.

Und dann ist es unabänderlich genau vor uns: ein großes, steiniges Hindernis in Form eines massigen Felsens, der sich über die ganze Breite des Weges erstreckt. Ein Durchkommen mit dem Auto scheint unmöglich, ohne sich die ganze Unterseite aufzureißen. Da ich nicht aufsetzen will, versuche ich, im Rückwärtsgang zurückzufahren, um nach einem anderen Weg zu suchen. Aber das geht nun auch überhaupt nicht mehr. Nichts geht mehr. Ich stecke fest! Matthias steigt nun von selbst aus dem Auto aus, damit wir an Gewicht verlieren und besser das Hindernis passieren können, wie er selber sagt. O. k., wir versuchen das.

Und so setze ich kraftvoll im Vorwärtsgang zur Weiterfahrt an: Ich fahre mit Schwung mitten über diesen kantigen Felsen hinweg und schaffe es doch tatsächlich!

Freudig aufgeregt springe ich aus dem Auto, ich bücke mich und stelle fest: Es ist nicht der geringste Schaden entstanden! Unglaublich, wie ist das möglich?

Mit dem Delfin wie einer Trophäe in der Hand winke ich Matthias euphorisch, geradezu siegesbewusst zu! Auch er freut sich riesig, dass ich es geschafft habe, und kommt das kurze Wegstück zu Fuß hinterher, um dann wieder zuzusteigen.

Gemeinsam fahren wir weiter. Das hätten wir geschafft!

Der Delfin symbolisiert für mich etwas Beruhigendes, etwas Heilendes. Ich bin in meinen Meditationen schon oft von einem Delfin abgeholt und „ausgeführt" worden. Dann schwamm er mit mir durch seine Wasserwelt, um mich zu erfreuen, und ich fand es einfach himmlisch schön. Total erfrischend war die Reise auf seinem Rücken, auf dem ich immer sicher geborgen war.

Und dann dieser Weg, den ich im Traum zu absolvieren hatte: Er war steil und steinig und am liebsten wäre ich an der Stelle, an der kein Durchkommen zu sein schien, umgekehrt. Aber diese Möglichkeit stand mir nicht mehr offen. Um das Hindernis dann doch überwinden zu können, verringerten wir symbolisch das Gewicht. So war es Matthias, der zu diesem Zweck ausstieg, denn das Steuern des Autos, also meiner selbst, konnte nur ich vornehmen.

In der Tat sehe ich den Weg durch die letzten Monate als sehr beschwerlich bis hin zur empfundenen Unpassierbarkeit. Für meine Familie konnte ich nicht mehr sorgen, ich musste jede Verantwortung abgeben, um meine verbleibenden Kräfte für die anstehende schwierige Aufgabe zu bündeln. Mithilfe der tatkräftigen Unterstützung meiner Familie und Freunde konnte ich mich aber darauf konzentrieren, und die „Delfinhilfe“ hatte ich zu jeder Zeit an meiner Seite.

Im Traum war es mir möglich, unbeschadet auf dem mir unbekannten Weg in Richtung meines Zieles voranzukommen. Kann ich diesem Traum trauen?

Werde ich tatsächlich unbeschadet aus diesem Schub herauskommen?

Die Erde dreht sich – auch weiter

Meine neu erwachte Zuversicht wird schon am nächsten Tag in den frühen Morgenstunden jäh geschüttelt. Beim Umdrehen im Bett steht urplötzlich die ganze Welt Kopf. Mein Bett schwankt nicht nur, sondern alles um mich herum wirbelt in enormer Geschwindigkeit ohne Fixpunkt durch den Raum. So sieht also eine Drehschwindelattacke aus, wie sich später herausstellt. Das hatte ich auch noch nicht. Öfter mal was Neues …

Jedenfalls kann ich mich über mangelnde Abwechslung nicht beklagen. Gangunsicherheit auf tauben Beinen kenne ich ja bereits, aber in Verbindung mit einer solchen Qualität von Schwindel wird auch eine neue Qualität von Unsicherheit erzeugt.

„Ist das womöglich ein neuer Herd im Gehirn?“, will mein Verstand neue ängstliche Visionen produzieren. Aber glücklicherweise stellt sich bald heraus, dass der Schwindel wohl von der Nackenmuskulatur herrührt, die ihrerseits einfach zu lange unbenutzt war. Nach langen Phasen des Liegens kann das schon mal vorkommen, und jetzt gilt es, die verkümmerten Muskeln wieder zu stärken.

Damit ist nun der Wendepunkt erreicht, dass ich nicht mehr dauernd liegen will, auch wenn meine Beine das immer noch wollen. Ich nehme mich allmählich selber an die Hand und versuche, mich wieder aufzurichten. Dabei unterstützt mein Geist meinen Körper: „Ich trainiere meine Muskeln und fühle mich dadurch stärker! Ich komme allmählich ins Leben zurück! Ich komme wieder auf die Beine!“, das sage ich mir immer wieder.

Zweimal in der Woche sucht mich meine Physiotherapeutin zu Hause auf und zeigt mir die Übungen, die ich schon machen darf. Sie empfiehlt mir auch, auf der Wiese in unserem Garten vorsichtig Fahrradfahren zu üben. Auf meinen völlig ungläubigen Blick hin erklärt sie mir: „Das ist für Sie der ideale Anfangsparcours, um Ihren Gleichgewichtssinn zu trainieren, denn wenn Sie fallen, fallen Sie weich!" Ihr sonniges Gemüt gefällt mir und gemeinsam lachen wir viel.

Ich führe nun auch Tagebuch darüber, wie lange ich täglich auf den Beinen bin, um mich langsam und allmählich zu steigern. Mangel an Tagebüchern leide ich wahrlich nicht. Ich verrichte kleine Arbeiten im Haushalt, koche mal wieder selber einfache Mahlzeiten, bügele sitzend etwas Wäsche und beginne vorsichtig mit den yogaähnlichen Übungen, indem ich mit drei „Tibetern" am Tag starte. Auch die Treppe kann ich langsam wieder ohne Hilfe alleine gehen.

In Zukunft will ich Stress unbedingt vermeiden und gut für mich sorgen, damit der Schuss nicht wieder nach hinten losgeht. Dazu darf ich nicht in alte Verhaltensmuster zurückfallen und muss Pausen machen, schon bevor mein Körper Überanstrengung meldet.

Das ist im Moment noch schwierig einzuschätzen, da ich schon für die genannten kleinen Anstrengungen den inneren Schweinehund überwinden muss. Aber ich übe!

Besonders freue ich mich an den kleinen Spazierrunden, die ich nun versuche, täglich draußen in überschaubarem Radius zu drehen. Es tut so gut, endlich wieder durch die frische Luft zu schleichen und die vielen kleinen Frühlingsboten zu genießen.

Nach ca. zwei Wochen stellt meine Therapeutin bei der Krankengymnastik fest, dass meine Füße schon wieder aufrechter stehen, wenn ich auf dem Rücken liege. Das ist ein kleines äußeres Zeichen für die sich beginnend verbessernde Nerven- und Muskelfunktion.

Über diese Nachricht freue ich mich riesig.

Und in Entzücken versetzt mich geradezu, dass ich mittlerweile wieder auf Zehenspitzen gehen kann. Das sind gute Fortschritte, und so arbeite ich mich behutsam und beharrlich voran.

Bei meinen ersten Kontakten mit dem ganz normalen Alltag da draußen komme ich mir vor wie ein junger Vogel, der seine ersten zaghaften Flugversuche macht. Da kann es schon vorkommen, dass man ins orientierungslose Flattern gerät und den sicheren Bodenkontakt sucht.

Erstmals nach gut drei Monaten lasse ich mich zum Einkaufen mitnehmen. Guter Dinge und voller innerem Elan betreten wir die Lebensmitteleinkaufsmeile. Jedenfalls kommt mir diese so vor: unüberschaubar groß und vielfältig im Angebot. Zu vielfältig nach mehreren Monaten äußerer Ruhe und Reizarmut. Umso mehr sehe ich mich jetzt einer völligen Reizüberflutung ausgesetzt. Vor dem riesigen Überangebot von verschiedensten Marmeladen kann ich keine Auswahl mehr treffen, welche davon ich am liebsten auf dem Frühstücksbrot wiederfinden würde. Es ist mir auch egal.

Ich bin doch noch schwächer, als ich dachte, und muss mir und Guido die Überforderung schamlos eingestehen. So absolvieren wir diesen Einkauf pragmatisch: Ich halte mich am Einkaufswagen fest, der mir gerade eine gute Stütze ist, und lasse Guido all die Dinge dort abladen, die wir brauchen, ohne selber eine Meinung dazu zu haben.

So funktioniert momentan mein Selbstschutz, nicht nur bei diesem Einkauf: Was zu viel ist, wird ferngehalten. Ich muss meine Kräfte noch vorsichtig dosieren.

Mit Wehmut verfolge ich in diesen Tagen, wie in unserer Heimatstadt ein Waldkletterpark eröffnet wird, durch den ich nur allzu gerne klettern würde. Das habe ich als Kind schon geliebt und erinnere mich gut an unsere gewagten Kletterpartien auf Bäume und Schwingattraktionen an langen Seilen über der Ahr. Wir haben mit viel Enthusiasmus Büdchen im Wald gebaut und zur Freude meiner Mutter entsprechend viele Zecken mit nach Hause gebracht. Es waren herrlich unbeschwerte Zeiten und dieser Kletterpark ruft die nostalgische Erinnerung in mir zurück.

Dieses Jahr werde ich es kaum wagen können, mich auf Seilen durch die Luft zu bewegen, aber diese Vorstellung bleibt mein Traum für die Zukunft.

Wahrlich traumhaft fällt nebenbei auch das Anprobieren meiner Sommerhosen aus, die ich bei den langsam steigenden Außentemperaturen gerne tragen würde. Nicht zuletzt würde ich auch gerne mal wieder der Jogginghose entweichen.

Aber da ist absehbar nichts zu machen. Ich passe einfach nicht mehr in meine Sachen hinein. 16 g Cortison haben ihre Spuren hinterlassen.

Gerade passend dazu erhalte ich einen dieser geliebten Werbeanrufe: „Schön, dass ich Sie persönlich erreiche!" … und schon könnte ich in den Telefonhörer beißen. Als ich flüchtend verneine, Zeit zu haben, möchte die weibliche Stimme nur eine Frage stellen, also gut.

„Ist das Wunschgewicht für Sie ein Thema?"

„Ja klar!", rufe ich ironisch aus. „Das wäre es vielleicht, wenn ich keine anderen Probleme hätte."

„Also darf ich Sie dazu nicht noch mal anrufen?"

„Nein, bitte nicht!"

„Schade, aber o. k. Nach Ihren anderen Problemen frage ich erst gar nicht."

Tja, so ist eben alles im Leben der Relativitätstheorie unterstellt und damit möchte ich niemandem zu nahe treten, der ernsthaft darunter leidet, zu schwer zu sein.

Ich kann das verstehen und auch ich möchte auf lange Sicht gerne diese zusätzlichen Kilos wieder verlieren, aber der eigene Wert und die Eigenliebe sollten nicht vom Ausschlag der Waage abhängen.

Also mache ich mich auf und freue mich daran, mir Hosen zu kaufen, die mir passen, anstatt Trübsal darüber zu blasen, dass sich meine bisherigen Hosen gerade mal bis zu den Oberschenkeln hochziehen lassen.

Während meiner allmählich stärker werdenden Tuchfühlung mit der Welt da draußen fällt mir besonders auf, wie gehetzt viele Menschen durch ihren Tag leben. Dies nehme ich besonders intensiv wahr, weil es das krasse Gegenteil zu meiner momentanen Lebenssituation darstellt. So fühle ich mich in der Position des Beobachters, irgendwie außen vor. Da treffe ich Personen, die so gestresst wirken, dass ich Sorge trage, sie könnten allein schon im Redefluss über all das, was sie noch zu erledigen haben, einen Herzinfarkt erleiden.

Entschleunigung täte hier gut. Als Schlagwort begegnet es mir hier und da, aber in unserer reizüberfluteten, beängstigend beschleunigten Zeit wird die Taktung eher immer schneller und es scheint kaum möglich zu sein, dem zu entkommen.

Da wird lautstark und vernehmlich, noch nicht mal mit vorgehaltener Hand, über einen älteren Mann hergezogen, der etwas unbeholfen und verzögert seine Geschäfte am Postschalter regelt. „Hoffentlich werde ich mal nie so!“, beschwert sich eine ungeduldige, ihrerseits auch ältere Frau in der Warteschleife und geradezu automatisch keimt in mir der Gedanke hoch: „Hoffentlich werde ich einmal nie so verbittert unbarmherzig …“, denn es ist weder kurz vor Schalterschluss, noch werden gerade Briefmarken ausverkauft.

Die Frau muss ihrerseits innerlich sehr verletzt sein, dass sie so aus der Fassung gerät.

Da ist es einfach wohltuend, wenn es vorkommt, dass man an einer Kasse lächelnd vorgelassen wird, da man doch nur zwei Teile zu zahlen habe.

Es sind genau diese Kleinigkeiten, die das Leben anreichern und ohne die eine Gesellschaft nicht auskommt, wenn sie friedlich existieren will.

Entschleunigung! Auch ein Nebeneffekt von Meditation!

Hier und da geht es eben doch auch im hektischen Alltag, einfach mit etwas mehr Achtsamkeit und Achtung voreinander.

„Sorge dich nicht um das, was kommen mag. Weine nicht um das, was vergeht. Aber sorge, *dich* nicht zu verlieren, und weine, wenn du dahintreibst im Strome der Zeit, ohne den Himmel in dir zu tragen.“ So lautet ein Spruch von Friedrich Schleiermacher, den ich heute „zufällig“ lese!

Auf und Ab – Ab und Auf des Lebens

Während ich zwischen den ersten deutlich spürbaren Besserungen und einem wieder dumpf sich ausbreitenden Taubheitsgefühl in Füßen und Beinen sowie einer trägen Lahmheit im rechten Arm hin und her gerissen bin, zeigt sich mir nachts im Traum folgende Szene:

Ich stehe mit einer mir vertrauten Person an einem Platz in der Natur, der einem Aussichtspunkt ähnelt. Von hier aus habe ich einen klaren Weitblick auf eine in einiger Entfernung in den Himmel emporragende Felswand. Sie ist sehr hoch und fällt teilweise fast senkrecht in die Tiefe hinab.

Und während ich an meinem Platz den sicheren Halt des Bodens unter meinen Füßen spüre, beobachte ich an dieser Felswand mit Sorge ein reges Treiben: Viele Menschen klettern hier in unterschiedlichen Höhen ohne Sicherung an der Wand empor, die hier und da kleine Vorsprünge aufweist, an denen man sich hochziehen kann.

Es sind Männer, Frauen, Kinder und alte Menschen kletternd unterwegs. Und immer wieder rutschen einzelne, auch noch kurz vor dem Erreichen des Gipfels, ab und stürzen ein mehr oder weniger großes Stück zurück. Manche versuchen es von unten mit schwunghaftem Anlauf, andere nehmen behutsam Schritt für Schritt.

Jeder ist für sich kletternd unterwegs und niemand scheint den Drang zu verlieren, weiter nach oben zu kommen. Alle versuchen es beharrlich immer wieder.

Da beobachte ich einen Menschen, der aus schwindelnd großer Höhe völlig haltlos in die Tiefe stürzt, so tief hinab, dass mein Auge ihn dort unten nicht mehr erblicken kann. Ich bin entsetzt, denn er kann das kaum überlebt haben. Der Schreck erfüllt mich voll und ganz.

Aber nach einiger Zeit sehe ich ihn, wie er sich von ganz unten neuerlich hocharbeitet, ohne verletzt zu sein.

Ich spüre eine starke Erleichterung darüber, dass hier offensichtlich niemand ernstlich Schaden nimmt. Unverletzbarkeit.

Dieses endlose Klettern an der steilen Felswand malt mir das ständige Auf und Ab des Lebens. In meinem Traum stand ich an einem sicheren Platz und war nicht allein! Ich konnte das ständige Fallen und Steigen mit Abstand betrachten.

Und dann war es eben die *Auf*wärtsbewegung, mit der mein Traum endete.

Es ist für mich hilfreich, im Leben nicht alles zu nah an mich heranzulassen und mich mit vertrauender Gelassenheit auf einen Ausguck zu begeben, der für den Blick auf das Leben insgesamt ein größeres Panorama eröffnet, der mir sogar die Unverletzbarkeit des eigenen, wahren Kerns sichtbar vor Augen führt.

Menschliches Leben ist oftmals von Grund auf mit dem Drang ausgestattet, sich spirituell auszurichten. Häufig sind es nicht zuletzt unsere diversen Abstürze, die uns auf dieser Suche eine Richtung gegeben haben, wie wir oft erst im Nachhinein erkennen. Vielfach konfrontiert uns das Leben mit Krisen, Verlusten verschiedenster Art. Nach einer angemessenen Phase der Verarbeitung kann aber aus den individuellen Tiefflügen etwas Neues hervorgehen, neues Leben erfahrbar werden, auf ganz individuelle Weise. So kann Ludwig van Beethovens Wort spürbar werden: „Die Kreuze im Leben des Menschen sind wie Kreuze in der Musik: Sie erhöhen!“

Nach den vielen kleinen Kletterschritten an meiner Felswand in den letzten Wochen – oder waren es für mein Leben nicht doch große? – verspüre ich den aufwärtsstrebenden Drang, nun auch einen größeren zu versuchen und wieder an Höhe zu gewinnen.

Ich beginne mit der Realisierung der Idee, dieses Buch zu schreiben und meine Erlebnisse für andere in Worte zu fassen. Das gibt mir Auftrieb.

Viele kleine sich häufende Begebenheiten – keine „Zufälle“ eben – haben mich zielstrebig zu diesem Projekt geführt und ich lasse mich darauf ein, auch wenn ich noch keine Ahnung davon habe, wie das gehen kann. Wie ich hier vorangehen kann.

Eines aber weiß ich sicher: Dieser Schub hat viel in mir verändert.

Dabei haben mir viele liebe Menschen geholfen. Aber auch verschiedene

Bücher waren impulsgebend in der Bewältigung dieser Herausforderung. So erfahre ich just in diesen Tagen vom Erscheinen des Buches „Mein Dämon ist ein Stubenhocker“ von Maximilian Dorner, der seinerseits an MS erkrankt ist.

Sein ungewohnt offener und tabuloser Schreibstil zeichnet mir ein sehr menschliches Bild vom unverkrampften Umgang mit dieser chronischen Erkrankung und holt mich gerade genau da ab, wo ich mich selbst befinde. Das hilft mir ungemein.

Fasziniert lese ich, wie er intuitiv, „zufällig“ eine Seite der Bibel aufschlägt, gespannt darauf, bei welchen Zeilen er wohl landen wird. Es ist die Geschichte von Jesus und dem Gelähmten, bei der sein Finger die Seiten anhält, und ich folge gebannt seinen Ausführungen dazu.

Dass er auf diese Weise an jene markante Textstelle geführt wird, finde ich bezeichnend und spontan versuche ich das Gleiche mit seinem Buch.

Mein Finger stoppt seine Seiten an folgender Zeile: „Mein Buch soll auch anderen zugänglich gemacht werden!“ Ich möchte gerne anderen Menschen zur Verfügung stellen, was mir selbst geholfen hat, die schwierigen Zeiten mit meinem Körper anzunehmen.

Diese Idee ist eine aufregende Herausforderung für mich, denn meine Interessen lagen immer eher im naturwissenschaftlichen und fremdsprachlichen Bereich.

In der Schule hat mich das Verfassen von Aufsätzen seit einer Begebenheit in der Mittelstufe des Gymnasiums nie mehr wirklich begeistern können. Ab hier hatte ich „dichtgemacht“.

Wir hatten eine Deutscharbeit geschrieben und eine der zu erledigenden Formulierungsarbeiten hatte ich wirklich grottenschlecht abgeliefert. Das ist nicht übertrieben.

Der geniale Einfall, den aber dann mein damaliger Deutschlehrer auf Lager hatte, hinterließ regelrechte Trampelspuren auf meinem „kreativen Deutschpfad“, den ich von nun an kaum mehr betrat und zuwuchern ließ.

Um als abschreckendes Beispiel zu dienen, sollte ich die komplette Aufgabe unter dem grölenden Gelächter der gesamten Klasse an die Tafel schreiben. Das war ein tolles Gefühl! Noch heute merke ich die Wut in mir hochsteigen, während ich damals meine Schande überspielt und einfach mitgelacht habe, um nicht noch mehr Angriffsfläche zu bieten.

Das war wahrlich keine pädagogische Glanzleistung.

Als ich mich jetzt noch einmal in diese Situation hineinversenke, kommt aus meinen unterbewussten Untiefen das Wort an die Oberfläche, das mein Lehrer damals für mich übrig hatte. Grinsend schenkte er mir ein „Du Unglückswurm!".

Das saß.

Heute setze ich ihm entgegen: „Ich bin kein Unglückswurm! Ich bin ein Glückspilz!", und meditiere mich in diese Vorstellung hinein. Ich merke, wie sich ein Knoten löst und einem wesentlich angenehmeren, wohligen Gefühl Platz macht. Jetzt ist da keine Verbitterung mehr.

Vielleicht kommt ja so das unbekümmerte zehnjährige Mädchen wieder zum Vorschein, das mutig und entschlossen eine selbst geschriebene Geschichte zur Veröffentlichung auf der Kinderseite an die Zeitung schickt.

Es könnte der erwachsenen Frau ein wenig Mut zusprechen, damit sich das, was sie berichten möchte, aus ihr herausschreiben kann.

„Nur Mut", denke ich und beginne hier diesen für mich neuen Klettersteig.

Ich bin wieder da!

Nach Ablauf von vier Monaten starte ich mit der beruflichen Wiedereingliederung und versuche so auch auf schon vorher betretenen Wegen wieder Fuß zu fassen. Die stufenweise Eingewöhnung soll sich über einige Wochen erstrecken und behutsam voranschreiten, um auf meine ursprüngliche, überschaubare Arbeitszeit hochzuklettern. So beginne ich also mit zwei Stunden an zwei Tagen in der Woche.

Dankbarkeit erfüllt mich, dass mir hier von keiner Seite Steine in den Weg geworfen werden. Hierbei muss ich keinen Hindernislauf absolvieren, was mir meine Beine ansonsten mit promptem Sitzstreik quittieren würden.

Eine Bekannte, der ich gerade am Tag vor meinem ersten Arbeitstag von der Wiedereingliederung erzähle, meint aufmunternd: „Zwei Stündchen sind ja schnell vorbei!“

„Na ja“, denke ich und bin mir sehr bewusst, wie schwierig es doch für manchen gesunden Menschen ist, sich vorzustellen, welchen Kraftaufwand diese zwei Stündchen für mich gerade bedeuten …

Es breitet sich dieses aus der Vergangenheit schon bekannte, nach so langer Arbeitspause vorherrschende mulmige Gefühl aus: „Schaffe ich das? Bin ich wieder so weit? Geht das gut, oder ist der Zeitpunkt noch zu früh?“

An meinem ersten Arbeitstag, an dem ich erst um zehn Uhr beginnen muss, lasse ich den Start in den Tag ruhig angehen, meditiere und bitte um kraftvolle Unterstützung, bevor es dann losgeht.

Die herzliche Begrüßung und das ehrliche, spürbare Wohlwollen meines Chefs und meiner Kolleginnen tragen mich mit, das müssen meine Beine nicht alleine tun.

Der Kontakt zu den Menschen tut mir gut und richtet mich auf seine eigene Weise auf.

Dankbar und erschöpft ruhe ich den Rest des Tages aus. Ich habe es geschafft!

Auch im häuslichen Bereich kann ich allmählich wieder Fuß fassen und einen guten Teil der Hausarbeit verrichten. Jedoch bemerke ich gerade hier, dass ich ruhig mal „fünf gerade sein lassen sollte".

Wie schnell ich mich unsicher fühle, wenn ich meine Aufgaben nicht akribisch genau und gewissenhaft erledige, wird mir besonders in einer unserer gemeinsamen Meditationsrunden bewusst.

An jenem Abend stellen wir uns einen eigenen, inneren Raum vor, den wir für uns einrichten, und in meiner Vorstellung zeichnet sich für mich dieser Raum zunächst geradlinig, rechteckig, akkurat aufgeräumt, korrekt eben. Geometrisch fast. Irgendwie steril. Es findet sich hier eine praktische Küchenzeile. Versorgungs-Raum! Überlebens-Raum!

Doch dann merke ich, dass ich mich hier nicht gut aufgehoben fühle und sich der Raum ganz „von selbst" verändert. Nach und nach wird dieses Abbild von angestrebtem Perfektionismus durch lockere Elemente abgelöst, die mir Kreativität und Geborgenheit zum Wohlfühlen vermitteln.

Der Raum ist jetzt mehreckig, verwinkelt und gemütlich zusammengewürfelt eingerichtet. Es gibt hier einen Schaukelstuhl vor dem Kamin, Decken und Kissen reichlich. Der Holzboden strahlt einladende Wärme aus. Hier herrschen Gelassenheit und liebende Großzügigkeit.

Wohn-Raum! Lebens-Raum!

Hier kann ich losgelöst und unaufgeräumt das tun, wozu ich gerade Lust habe.

Ich sehe mich entspannt im Schaukelstuhl sitzen, als Matthias zu mir kommt. Er setzt sich zu mir auf den Schoß und zeigt mir seine Bilder, die er im vergangenen Schuljahr gemalt hat. In Ruhe und mit viel Freude schauen wir sie uns gemeinsam an.

Einen regelrechten kleinen Schreck bekomme ich, als dieses innere Bild vor mir auftaucht, denn mir wird schlagartig der aktuelle Zusammenhang bewusst, der mir da von meinem tiefen Inneren gezeigt wird.

Für Matthias neigt sich gerade das Schuljahr langsam dem Ende zu und tatsächlich brachte er nach und nach in den letzten Tagen alle die Dinge mit nach Hause, die er in der Schule nun nicht mehr benötigt. Täglich „liegen andere Dinge in der Gegend herum".

Vor lauter Genervtheit über die ständige Unordnung habe ich mir nur flüchtig angesehen, was er da so mitgebracht hat.

Mich erschreckt meine eigene Verkrampftheit und es ist wohl eher in mir drin etwas in Unordnung und will genauer angesehen werden.

Am nächsten Tag entschuldige ich mich bei meinem Sohn für meine Ignoranz. Ich setze mich mit ihm zusammen in Ruhe hin und wir schauen uns gemeinsam alle seine Werke des vergangenen Schuljahres an: die Bilder, die Aufsätze und die Schülerzeitung. Darin stecken sein ganzer Eifer und seine kreative Energie, und nachdem ich diese so gewürdigt habe, räumen wir gemeinsam und gelassen auf. So kann es auch gehen, und zwar viel besser!

Inmitten des Schubes habe ich Unordnung gar nicht gesehen. Was das betrifft, war ich damit wohl gesünder als jetzt.

Zwar will ich auch in Zukunft nicht im Chaos oder einer allumfassenden „Ist mir doch egal"-Haltung versinken, aber ich will versuchen, mein Wohlbefinden nicht von perfekter Aufgeräumtheit abhängig zu machen, sondern davon abzukoppeln.

Auch hier tut sich eine enorme Bandbreite zwischen den möglichen Extremen auf, so wie bei jedem einzelnen Anspruch, den man an sich selber haben kann. Es wird ein wohltuender Versuch sein, einfach mal in diese Bandbreite hinauszuklettern und mir selbst zu erlauben, nicht perfekt zu sein. Niemand ist es!

Es wird dies der Weg zu einer neuen ganzheitlichen Gesundheit sein: großzügiger zu mir selber und somit automatisch auch zu meinen Mitmenschen zu sein, um so das Leben zufrieden und unverkrampfter zu genießen. Ein kleiner Schritt hin zu mehr Liebe, ausgehend von leise aufkeimender Selbstliebe.

Im Alltag gibt es immer wieder Situationen wie die eben geschilderte, die mich umtreiben und in mir Groll verbreiten. Dabei hilft mir aber zunehmend, den Blick nach innen zu richten und dann auch ehrlich meinen eigenen Anteil am Geschehenen zu hinterfragen, anstatt mein Augenmerk nur nach außen und auf die anderen zu richten, die mutmaßlich an meinem schlechten Gefühl „schuld" sind. Gerade die Situationen oder die menschlichen Eigenschaften, die mich so richtig „auf die Palme bringen“, spiegeln meistens eine wichtige Botschaft für mich selbst. „Was genau bringt hier mein Inneres so dermaßen in Wallung?“ Und dann bin ich mittendrin: Mit der Beantwortung dieser Frage beginnt die Abenteuerreise zum Kern meiner eigenen Befindlichkeiten. Diese sind eindeutig verantwortlich dafür, dass mein Gegenüber mich gerade mit dieser Äußerung oder mit jener Aktion so aufregen kann. Diese meine spezifische Reaktion ist in mir angelegt worden und kann daher auch nur in mir und durch mich wieder behutsam aufgelockert werden. Solche ablaufenden Muster entblößt und ohne Verurteilung anzuschauen, ist der erste Schritt und somit Voraussetzung dafür, zu meinem eigenen inneren Frieden zurück zu gelangen.

Wenn ich Situationen oder menschliche Eigenschaften, die mir selber eher fremd sind oder die ich an mir so gar nicht mag, nicht mehr bewerten oder sogar verurteilen muss, um mich selbst besser zu fühlen, macht sich ein neues, friedlich entspanntes Gefühl, auch Mitgefühl in mir breit, das ich als regelrecht befreiend empfinde.

Auf diese Weise übernehme ich selber die Verantwortung auch für meine negativen Stimmungen und Gefühle, für mein Leben, das eben nicht nur aus Harmonie besteht.

Ein neues Lebens-Gefühl in einem neuen Lebens-Raum!

Hier darf ich so sein, wie ich bin. Und dann dürfen es die anderen auch!

Sommer – Sonne – Spüren

Unser diesjähriger Sommerurlaub führt uns nach Südtirol. Er war nun schon seit einiger Zeit geplant und ich bin sehr froh, dass dieses Vorhaben Wirklichkeit wird. Ich decke mich mit genügend Lesematerial ein, um mir die Zeit abwechslungsreich vertreiben zu können, denn ich rechne durchaus damit, dass ich nicht an vielen Aktivitäten werde teilnehmen können.

Die Männer sollen in Ruhe schwimmen oder wandern gehen können, was wohl noch über meine Kräfte geht, während ich mir irgendwo in der Natur ein Plätzchen zum Ausruhen und Verweilen suche.

Dies scheint mir nach den Erfahrungen des letzten Wochenendes vor unserem Urlaub unausweichlich so kommen zu müssen.

Es war Rheinland-Pfalz-Tag in unserer Heimatstadt, eine Großveranstaltung, die man nicht gerade alle Tage vor der eigenen Haustür hat. Und so wollte ich mir doch wenigstens einmal einen kurzen Überblick über die Stadt verschaffen, wie sie sich zu diesem Anlass präsentierte.

Aber der als entspannt geplante Rundgang mutierte zum schleichenden Suchlauf nach Sitzgelegenheiten.

Als Kurstadt hat Bad Neuenahr-Ahrweiler glücklicherweise genügend Sitzbänke zu bieten und ich musste so ziemlich jede entlang meines Weges in Anspruch nehmen.

Die Beine Schritt für Schritt vom Boden abzuheben erforderte meine vollste Konzentration, sodass meine Aufnahmekapazität für die Eindrücke um mich herum deutlich reduziert war.

Längere Strecken, gesäumt von vielen Menschen und mit einem gewissen Lärmpegel garniert, raubten mir noch zu viel meiner Kraft und letztlich war ich froh, wieder zu Hause zu sein.

Trotzdem war es schön, einen kurzen Einblick gewonnen zu haben, welches Spektakel die anderen Menschen mit großer Hingabe und Freude am bunten Leben in sich aufsaugten.

Umso erstaunlicher ist für mich die Wendung, die dieser Urlaub für mich bereithält!

Schon als wir in unserem Feriendomizil ankommen, geht mir im wahrsten Sinne des Wortes das Herz auf. Ich habe das Gefühl, nach Hause zu kommen: Inmitten von Obstplantagen mit frei laufenden Hühnern und einem atemberaubenden Blick auf die Berge finde ich hier genau den traumhaften Rasen vor, auf dem ich in meiner Vorstellung so oft mit meinen tauben Füßen unterwegs war.

Das Gleiche mache ich nun hier freudestrahlend in der Realität und erkunde die Grashalme mit nackten Füßen. Es fühlt sich tatsächlich genauso herrlich an wie bisher schon in meiner Vorstellung: piksig, quirlig, lebhaft.

Und die Menschen, die uns begegnen, sind alle sehr offen, nett und hilfsbereit.

Ich hatte im Vorfeld trotz aller noch vorhandenen körperlichen Widrigkeiten keine ernsthaften Bedenken, den weiten Weg hierhin zu wagen. Hier wollte ich unbedingt hin. Es war ein starkes Gefühl der Vorfreude. Magnetisch fast. Nicht zuletzt auch deshalb bin ich wohl hier sofort mit ganzem Herzen angekommen.

Und siehe da: Hier geht es mir praktisch vom ersten Tag an schlagartig besser.

Es ist diese wunderschöne Natur, die mich spürbar aufrichtet. Verwunschene Wege wie im Märchen entführen mich in eine andere Welt, in der jeden Moment die sieben Zwerge aufzutauchen scheinen, und lassen die letzten Monate und ihre Auswirkungen auf mich wie von selbst im Hintergrund verschwinden. Der Waldboden federt meine Schritte gut ab und der Spaß an den eigenwilligen Wegen entlang klarer Bäche oder im Anblick massiger Felsformationen lässt mich meine Beschwerden in den Beinen schlicht vergessen.

Farbenfrohe Blumenpracht, lebendige Tierwelt, urige Almhütten.

Es ist, als ob ich in dieser Umgebung eine Batterieaufladestation für mich gefunden hätte, und das vorher als unmöglich Empfundene wird spielerisch einfach doch zur Realität: Ich kann viel mehr mitmachen, als wir gedacht hätten.

Überschaubare Wanderungen über abwechslungsreiche Pfade setzen mich erstaunlicherweise nicht schachmatt.

Geradezu fasziniert beobachte ich die Gleitschirm- und Drachenflieger, die hier in den höchsten Bergen ihren Abflugplatz eingerichtet haben. Von einem Vorsprung aus nehmen sie Anlauf und starten ihren Flug im Antlitz des Bergmassivs direkt vor uns.

Sie starten wie ins Nichts, der Schirm bläht sich voll Luft und sie fliegen kraftvoll den Felsen entgegen. Waghalsig. Verbündete des Windes in völliger Freiheit.

Lange schauen wir diesem Treiben gebannt zu. Wahrscheinlich fesselt mich dieser Anblick umso mehr, als ich schon in Jugendtagen in Gedanken gerne hoch hinaus in die Lüfte gestiegen wäre. Im Laufe der Zeit haben sich viele Ängste und viel Vernunft über diesen Wunsch gelegt. Heute bin ich in größerer Höhe nicht immer ganz schwindelfrei.

Aber hier oben kann ich an meine früheren Träume wieder anknüpfen und meiner Vorstellung Flügel verleihen, indem ich gedanklich mitfliege. Hier liegt mir die Welt zu Füßen und über mir findet nur noch der Himmel in greifbarer Nähe statt. Ja, er scheint mich einzuhüllen.

Nach dem Abstieg verwöhnen wir uns gerne mit dem erfrischenden Nass der nahe gelegenen Badeseen. Herrlich, so mitten in der Natur zu schwimmen, und auch hier hätte ich mir noch vor Kurzem nicht vorstellen können, angstfrei in den See zu schwimmen und meinem Körper neues Vertrauen zu schenken.

Natürlich ist es das Urlaubsgefühl an sich, das in die Entspannung führt. Aber es ist mehr als das. Es ist das intensive Naturerleben, bei dem ich mich mit Energie auftanke und dessen starken, positiven Effekt ich als lebendige Erkenntnis mit nach Hause nehme.

Den aufbauenden Aufenthalt unter freiem Himmel mit offenen Sinnen und klarer Achtsamkeit kann ich natürlich auch in meiner Heimat haben, zum Beispiel an schönen Stellen an der Ahr oder mitten in den Feldern oberhalb unseres Hauses. So werde ich in Zukunft öfter meinen Alltag mit kleinen energetischen Auftankpausen anreichern.

Ich halte im bewussten Sehen der Schönheit der Natur – und sei es „nur“ eine einzelne Blume, die vor mir auf dem Tisch steht – genauso wie in der Meditation die Verbindung mit dem Gefühl von Frieden und Einheit.

So besinne ich mich immer wieder neu auf das Jetzt und kann mich einfacher daran erinnern, wie ich mich fühlen will: erfrischt und gestärkt, liebend.

Dabei hilft mir auch deutlich das wiederholte Hören der ruhigen Meditationsmusik, die ich schon sehr oft in Momenten des „einfach SEIN“ in mich eingesaugt habe. Ähnlich wie bei einer Konditionierung entspanne ich automatisch bei diesen vertrauten Klängen, die mir Geborgenheit vermitteln.

Wieder zu Hause, zehren wir noch von den wunderbaren Urlaubseindrücken, die dieses spukhafte Wohlbefinden nicht nur meiner Seele, sondern auch meines Körpers bewirkt haben.

Ein Spuk scheint dies wirklich gewesen zu sein, denn kaum dass wir wieder in unseren Alltag eintauchen, kehren bei mir verschiedene Symptome zurück: taube Füße, Kribbeln in den Beinen und oftmals ein lahmes Gefühl in der Hand. Nach zwei Wochen meldet mein linkes Auge MS-Alarm: Bewegungsschmerz kündigt eine beginnende Sehnerventzündung an.

Während der vergangenen Monate hatte ich keine Probleme an den Augen, hier scheint Nachholbedarf entstanden zu sein … kehrt denn gar keine länger währende Ruhe mehr ein?

Nach einigen Tagen schlägt der Schmerz in eine starke Sehstörung um. Die Sehkraft auf dem betroffenen Auge ist auf 30 Prozent reduziert. Dieses unscharfe Bild erzeugt mir Schwindel und lässt mich schnell ermüden.

In dieser Zeit verfolge ich wie gebannt einen Bericht von einer Expedition am Nanga Parbat. Hier wird ausgeführt, warum der Aufstieg auf diesen Berg im Himalaja selbst für erfahrene Bergsteiger so gefährlich ist. Aufgrund seiner schnellen Wetterwechsel ist er unberechenbar: Starker Wille und Ausdauer reichen hier nicht, da jederzeit das Wetter umschlagen kann!

Diese Schilderung springt mich geradezu an und ich ertaste mir den Grund dafür. In diesem Bericht scheine ich mich wiederzufinden, hier ist mein Bemühen um Gesundheit gespiegelt.

Denn genauso fühle ich mich in der jahrelangen Auseinandersetzung mit der MS: Starker Wille und körperliche Ausdauer reichen auch hier nicht. Trotz aller bereits gesammelten Erfahrung kann ein einzelnes Nervengewitter schon den nächsten Absturz vorprogrammieren.

An meiner imaginären Felswand bin ich wieder ein kleines Stück nach unten abgerutscht, aber trotzdem habe ich nicht das Gefühl von völliger Haltlosigkeit unter mir. Es hat sich etwas verändert. Ich bin jetzt besser mit Hilfsmitteln zum Klettern ausgerüstet.

Ich vertraue mehr meiner Intuition und irgendwie ist da ein zartes inneres Bauchgefühl von Zuversicht: „Das wird schon wieder! Geduld! Ausdauer!"

Die Ausdauer, von der ich spreche, beschränkt sich nicht auf das motorische Durchhaltevermögen. Dieses ist nun mal kein Markenzeichen eines Körpers mit multipler Narbenbildung genau in jener Schaltzentrale für Koordination und Beweglichkeit.

Ich meine die Ausdauer im Vertrauen, das Durchhaltevermögen in Zuversicht.

Gerade dann, wenn ich der Gefahr der schnellen Wetterwechsel – ob nun am Nanga Parbat oder im zentralen Nervensystem – ausgesetzt bin, sind starker Wille und Ausdauer zumindest die Grundvoraussetzungen dafür, den Aufstieg überhaupt zu wagen, will ich aus dem Tal herauskommen.

Um die klare und befreiende Weitsicht vom Gipfel aus zu genießen, geht es schwerlich ohne starken Willen, Ausdauer und schützende Rückzugsmöglichkeiten auf dem Weg dorthin.

Das beinhaltet auch die Bereitschaft, mich ändernden Bedingungen anzupassen, ohne dabei das selbst formulierte Ziel aus den Augen zu verlieren. Und dieses Gipfel-Ziel darf ruhig hoch gesteckt sein und Heilung – in welcher Form auch immer – vorsehen.

Es ist die Veränderung im Bewusstsein, die mir das Ziel der Heilung im Sinne von Ganzwerdung für das Leben erst sichtbar gemacht hat. Und jeder Lebensweg mit seinen eigenen Zwischenzielen ist sehr individuell auf dieses Ziel hin ausgerichtet.

Es mag sein, dass der Aufstieg Richtung Gipfel länger dauert, als mir lieb ist, und es kommt vor, dass ich mich zwischendurch verlaufe. Die geplante Route ist dann hinfällig und ich muss mich neu positionieren. Veränderung als Bedrohung?

Vielleicht muss ich gerade in der Auseinandersetzung mit einer chronischen Krankheit intensiver lernen, *mit* einer Veränderung zu gehen, anstatt mich gegen sie aufzulehnen. Dazu gibt es immer wieder Gelegenheit. Veränderung als Chance für das eigene Leben? Veränderung als Option auf Heilung – Heil der Seele? Dieses Annehmen von Veränderung fällt nicht gerade immer leicht. Es tut sogar manchmal richtig weh, weil es häufig von einem dieser vielen kleinen Tode flankiert wird, denen ich so gerne ausweichen würde.

Wenn nicht geschieht, was ich will, geschieht, was besser für mich ist. Daran ernsthaft zu glauben geht nur aus dem Urvertrauen dem Leben und der inneren Führung gegenüber heraus.

Ohne an einen tieferen Sinn hinter den Schwierigkeiten im Leben zu glauben, fiele es mir persönlich ungleich schwerer, diese überhaupt anzunehmen. Dann wäre alles Aushalten nur der Hoffnungslosigkeit geweiht. Sinnlos eben. Wozu dann klettern lernen?

Ich glaube, wir sind alle mit einem inneren Kompass ausgestattet, der uns der göttlichen Führung anvertraut. Nur allzu oft nehme ich den leisen und zarten Ausschlag der Kompassnadel in mir nicht mehr wahr, weil ich zu sehr auf die mutmaßlich verlässlichen Wegweiser um mich herum achte, statt in mein Inneres zu schauen. Da kann der äußere, unübersichtliche Schilderwald schon mal zu völliger Ratlosigkeit führen. Wie kann ich mich dann führen lassen?

Wenn mir das passiert, kann ich mich über Meditation wieder zentrieren und den wohltuenden Abstand zum äußeren Gewirr herstellen. Dann ist für mich spürbar, was Meister Eckhart gesagt hat: „Im ganzen Universum ist Gott nichts so ähnlich wie die Stille."

So habe ich eine neue Form des Betens entdeckt, bei der ich Gott ganz nahe bin, weil ich ihn in mir selber finde, mit meiner Seele in Kontakt gehe, mein Selbst spüre.

Geborgen in dieser neuen Zuversicht traue ich meinem Sehnerv und meinen Selbstheilungskräften tatsächlich Heilung zu. Und unterstützt von Energiearbeit und homöopathischer Begleittherapie warte ich im Einvernehmen mit meinem Neurologen und Augenarzt einige Zeit ab.

Ich höre auf meine innere Stimme, die mir sagt, dass beide Möglichkeiten einer Therapie bestehen und ihre Berechtigung haben: die neuerliche Therapie mit Cortison sowieso, aber eben auch die Möglichkeit der Selbstheilung.

Hiermit möchte ich keineswegs grundsätzlich gegen eine notwendige Cortisontherapie reden. Und hätte ich nicht dieses Jahr schon so immens viel davon in meiner Blutbahn gehabt, hätte ich womöglich anders entschieden. Aber an diesem Punkt habe ich das Gefühl, dass mein Körper eine cortisonfreie Phase braucht, um in seinem großen Ganzen zu regenerieren.

Und die Möglichkeit, doch noch die eingeschlagene Route zu verändern und auf die Standardtherapie zurückzugreifen, geht mir ja nicht verloren.

Also traue ich mir, traue mich und warte.

Als wir an einem lauen Sommerabend bis in die Dämmerung hinein auf der Terrasse sitzen, bemerke ich, dass meine gefühlte Sicht umso besser wird, je schwächer der direkte Lichteinfall in meine Augen ist. An jenem Abend beginne ich ab dem Grad der Dunkelheit besser zu sehen, ab dem die Fledermäuse mit ihrem Flug um uns herum beginnen.

Noch nie zuvor sind sie mir hier derart aufgefallen und es leben scheinbar einige davon in unmittelbarer Nähe. Früher hätte ich mich vor Fledermäusen eher in Deckung gebracht, jetzt aber finde ich ihre Flugkünste und eigentümlichen Laute richtig spannend.

Sie erinnern mich mit ihren ausgespannten Flügeln an die Drachenflieger, die mich im Urlaub so fasziniert haben, und jetzt, da sie aktiv werden, kommt mein Auge zu besserer Sicht.

Vielleicht sollte ich mir an der Fledermaus ein Beispiel nehmen: Sie orientiert sich in der Dunkelheit durch ihr sehr gutes Gehör, hat eine hohe Anpassungsgabe an ihre Umwelt und kann kopfüber nach unten schlafen.

Sie praktiziert ganz natürlich, was ich die ganze Zeit schon beharrlich übe: in eine Situation hinein zu entspannen, auch wenn die eigene Welt gerade kopfsteht.

Da also meine Orientierung im Dämmerlicht besser funktioniert, trage ich nunmehr so oft es geht meine Sonnenbrille und versuche, direkte Sonneneinstrahlung ins Auge zu vermeiden.

Beim gemeinsamen Minigolfspiel verblüffe ich meine Familie: Trotz „Knick in der Optik“ habe ich den Ball recht gut in sein Ziel versenken können. Ich habe mich einfach etwas mehr auf mein Gefühl verlassen und das Ergebnis ist erstaunlich gut.

Diese Lektion filtere ich unter anderem aus diesem Schub heraus: „Finde den Mut, dich zunehmend auf dein eigenes Gefühl zu verlassen!“

Allmählich habe ich das zarte Empfinden, besser zu sehen. Nach zwei Wochen bestätigt mir der Augenarzt, was ich kaum zu hoffen gewagt habe und wohl doch tief in mir drin wusste: Mein Sehnerv hat sich erholt! Die Sehkraft ist wieder auf bis zu 80 Prozent gestiegen und nun habe ich die endgültige Zuversicht, auch die restliche Regeneration beruhigt abwarten zu können. Diese beflügelnde Erfahrung hätte ich nicht gemacht, wenn ich ohne Ausdauer in der Angst vor bleibenden Schäden stecken geblieben wäre.

In der Tat habe ich nach ungefähr zwei bis drei Monaten meine volle Sehkraft wieder erreicht, mein Körper dankt mir die letzte Cortisonkarenz mit ganzheitlich wohligerem Befinden und die täglichen Injektionen meines Basismedikamentes fallen wesentlich verträglicher aus als zu Beginn der Therapie. Mein Körper hat sich nun an das Fremdeiweiß gewöhnt und geht nicht mehr so massiv in Rebellion. Was für eine wunderbare Wendung im Lauf der Geschehnisse: ein hell leuchtender Lichtstreif am Horizont.

Gerade auch in der nun folgenden Zeit wird mir bei verschiedenen Gelegenheiten bewusst, dass immer wieder aufkeimende Angst stets aufs Neue besiegt werden will.

An einem herrlich sonnigen Tag beschließen wir, um den in der Nähe gelegenen Laacher See zu spazieren. Dazu habe ich große Lust und fühle mich beschwingt.

Nachdem wir unser Auto geparkt haben und die ersten 100 Meter in Richtung See zurückgelegt haben, merke ich, wie meine Beine immer tauber werden. Die Innenseiten haben sich vom Oberschenkel bis hinunter in die Unterschenkel verabschiedet.

Der Weg um den See dauert etwas über zwei Stunden und ich weiß in diesem Moment überhaupt nicht, wie ich das schaffen soll, zumal es keine Abkürzung gibt, wenn man einmal losgegangen ist. Es geht eigentlich gar nicht. Und wäre ich jetzt vernünftig, so würde ich das ganze Vorhaben abbrechen. Das tue ich aber nicht.

Denn ich will unbedingt ans Wasser und in den Wald, das weiß ich sicher. Irgendwie werde ich von einer Zuversicht getragen, die mich nicht verzagen lässt.

Gemeinsam mit meiner Familie gehe ich die Umrundung des Sees an. Als wir ungefähr in der Hälfte der Strecke sind, gelangen wir an jene wunderschöne Stelle, zu der ich so unbedingt wollte. Hier kann man in direkter Tuchfühlung zum Wasser über riesige Wurzeln alter Bäume klettern, die Gasblasen im Vulkansee aufsteigen sehen und blubbern hören.

Mir geht das Herz auf und ich fühle mich wie erfrischt. Meine Beine spüre ich wieder, als sei gar nichts gewesen. Sie balancieren mich sogar auf einen Baumstamm, der ins Wasser ragt, sodass ich mich hier niederlassen und den Ausblick auf den See genießen kann.

Ständig waltende Vorsicht bringt solche Erlebnisse nicht hervor. Im altbekannten Kampf der Liebe gegen die Angst hat das Vertrauen gesiegt.

Obwohl sich deutlich die Grenze, meine körperliche Grenze, vor mir auftat, konnte ich das Experiment wagen: „Trau dich einfach, die Grenze verschwindet dann wie von selbst!“, lehrt mich dieses Erlebnis.

Jedenfalls funktioniert dies scheinbar dann, wenn ich meiner inneren Stimme folge, die zum Erfüllen von wohltuenden Träumen und damit zum Auftanken aufruft.

Meine Beine hätte ich wohl nicht wieder gespürt, wenn ich mich in diesem Zustand zu einer Tätigkeit gezwungen hätte, die mir keinen Spaß macht.

Hier liegt genau die Herausforderung: für mich selber zu erkennen, wann ich Grenzen akzeptieren sollte, die mir mein Körper vorgibt, damit ich mich nicht sinnlos und mit nachhaltig negativen Folgen überfordere. Es ist ein schmaler Grat, auf dem ich da oft wandere und auf dem es wenig allgemeingültige Regeln oder Garantien gibt. Wenn ich aber meinem eigenen Inneren traue und immer wieder neu gut in mich hineinhorche, kann ich eben doch erkennen, wann ich Grenzen aktiv und willentlich verschieben kann. Dazu muss ich meine eigenen Kraftquellen gut kennen und meinen Träumen vertrauen. Dann kann ich tatsächlich aufleben und Hindernisse überwinden. Diese Gunst des jeweiligen Momentes gilt es bestmöglich zu nutzen.

Als spürbar aufbauend empfinde ich besonders, mit meinen Kindheitsträumen oder schönen Kindheitserinnerungen wieder in Kontakt zu kommen, wenn eben möglich manche kindlich unbeschwerte Idee in die Tat umzusetzen und so meinem inneren Kind gegenüber aufmerksam zu sein. Dieses belohnt mich augenblicklich mit fröhlicher Stimmung.

Beim Besuch einer Kirmes mit Matthias und seinem Freund stehen wir gemeinsam vor einem für uns Erwachsene durchaus schon atemberaubenden Fahrgeschäft. Früher bin ich darauf nur zu gern unterwegs gewesen, aber das habe ich mich seit vielen Jahren nun doch nicht mehr getraut. Denn man ist schon großer Beschleunigung ausgesetzt, und ob das meiner Halswirbelsäule so guttut, weiß ich zunächst wieder nicht. Außerdem habe ich einen Hexenschuss noch nicht ganz überwunden, der mich in den letzten Tagen Kraft gekostet hat.

Aber mit immer stärker leuchtenden Augen und aufkeimender Spiellust beobachte ich das Treiben und wage es dann doch. Obwohl mir während der Fahrt fast das Herz in die Hose rutscht, vergesse ich meine Bedenken und Beschwerden und genieße schreiend. Das macht totalen Spaß und ich empfinde keine Müdigkeit mehr, wie es vorher der Fall war. Sie ist wie ausgewischt, durch Freude ersetzt.

„Deine Kindheitsträume wirklich wahr werden lassen" lautet der Titel von Randy Pauschs letzter Vorlesung an der Carnegie Mellon Universität in Pittsburgh, die er noch im Krebsendstadium im September 2007 gehalten hat, sozusagen als Vermächtnis.[8] Dieses hat er bewusst der Öf-

8 „The Last Lecture" by Randy Pausch; Download unter www.randypausch.com

fentlichkeit zugänglich gemacht. Hier legt der Professor beeindruckend dar, dass Hindernisse uns nicht zurückhalten sollen, sondern uns prüfen, wie sehr wir etwas wollen. Er sprudelt noch vor Lebensfreude, selbst in diesem für seinen Körper schlimmen und aus irdischer Sicht aussichtslosen Stadium.

Können es demnach auch genau die Lebenskrisen sein, die uns in die Lage versetzen, wieder an schon längst aufgegebene Träume herangeführt zu werden oder überhaupt zu wagen, ganz neue Träume zu entwickeln?

Dieses kleine Wunder ist möglich, wenn wir uns durch Krisen wachrütteln lassen.

Vom Einblick zum Ausblick

Im Nachhinein entdecke ich, dass dieser langwierige Schub in mir etwas Neues und doch längst Vorhandenes geboren hat. Diese Geburt gleicht eher einem Wiederfinden.

Kaum hätte ich mir je so viel Zeit genommen, um mich selbst besser kennenzulernen, wäre ich nicht regelrecht dazu gezwungen gewesen. Ich hätte natürlich die Zeit auch mit Fernsehen und anderen Ablenkungsmanövern vor mir selbst anfüllen können.

Das stand aber spürbar nicht an.

Es ging für mich darum, endlich in die Tiefe der Stille zu gehen und hier den Anker zu finden, der mich bei allem Sturm, der meinen Körper erfasst hat, sicher hält. Er war immer da, auch wenn ich ihn vergessen hatte. Mir ist wie „von selbst“ klar geworden, dass ich nicht ganzheitlich heil werden kann, ohne nach innen zu gehen.

Ich habe die Zeit genutzt, um mit entsprechender Anleitung und Hilfestellung die Festplatte in mir selbst zu durchstöbern. Dabei habe ich sehr viele alte Dateien gefunden, die im Laufe meines Lebens nach und nach meinen Speicherplatz mit angefüllt haben.

Die Tücke an der umfangreichen und doch oft ungenutzten Datenmenge ist, dass sie alte Viren beheimaten kann, die ständig das ganze System unterwandern.

Lange habe ich diese alten Dateien einfach nur „brachliegen“ lassen, weil ich mir davon versprochen habe, dass sie auf diese Weise schon nicht stören werden. Heute weiß ich, dass ich hier einem Trugschluss erlegen war.

Die „Altlasten“ sind beim Aufrufen des Gesamtverzeichnisses immer wieder sichtbar und graben sich ins unterbewusste Blickfeld. Nur durch unbearbeitetes Schlummern-Lassen werde ich sie nicht los und die darin enthaltenen Störfaktoren auch nicht.

Diese aber grenzen mich ein. Sie legen mich auf ein Verhaltensmuster fest, das lange schon meinen Umgang mit neuen Dateien prägt. Dabei kommt dann schnell die eigene ursprüngliche und unverbogene Ideenvielfalt und Kreativität dem Leben gegenüber zu kurz. Letztlich gebe ich die eigene Verantwortung für mein Leben aus der Hand, hafte an der Vergangenheit fest, verhalte mich passiv und reagiere, statt zu agieren.

Ich bin davon überzeugt, dass Dinge uns nicht einfach nur passieren, sondern dass wir sie durch unser eigenes Energiemuster förmlich anziehen. Dieses Muster ist gestrickt aus Gedanken, Erinnerungen, Emotionen.

Ein solches neues Strickmuster bringt auch meine Krankheit mit sich.

Seit der niederschmetternden Diagnose ist damit eine neue, scheinbar unlöschbare Datei „unheilbar krank – lebenslänglich" in mir angelegt worden, die Teil meiner Formatierung wurde. Wenngleich ich immer versucht habe, positiv mit dieser Datei umzugehen, überschattet sie seither mein ganzes Denken und Fühlen. Sie beeinflusst meine Lebensentscheidungen nicht unerheblich und bestimmt über meine Möglichkeiten. Jedenfalls war dies bei mir bis jetzt so.

Will ich mich von altem Datenmüll verschiedenster Herkunft befreien, sollte ich mir die eigenen Dateien zunächst genau anschauen. So kann ich zu den Viren vordringen, die sich so geschickt subtil zu verstecken versuchen und dauerhaft mein ganzes Körpersystem, aber eben auch meine Seele belasten. Dieses Anschauen von „Altlasten" kann richtig schmerzhaft sein, jedoch birgt das genaue Analysieren der Schmerzursache die befreiende Möglichkeit in sich, meine eigenen Verletzungen zu verstehen und dann selbst ein Virenschutzprogramm zu kreieren. Dieses wird somit wie kein zweites individuell die eigenen Wunden säubern, damit sie heilen können.

Indem ich lerne, für *meinen* Anteil an schmerzhaften Erlebnissen oder unschönen Erinnerungen selbst die Verantwortung zu übernehmen, kann ich diese Erkenntnisse dann auch in meine gegenwärtige Lebenssituation und mein eigenes Verhalten im Umgang mit neuen Dateien als Chance für einen Neubeginn integrieren. Dies ist ein wichtiger Schritt auf der Suche nach meinem eigenen inneren Frieden.

Das funktioniert zwar nicht auf einen einzigen Knopfdruck „Viren eliminieren" hin. Es ist ein durchaus komplexes Suchprogramm in Gang zu setzen, das zum Ziel hat, die krankmachenden Viruseffekte auszuschalten, ohne die kompletten Dateien zu vernichten. Wir können unsere diversen Lebenserfahrungen nicht einfach wegwischen, aber wir können ihre zum Teil nachhaltigen negativen Effekte auf die eigenen Entfaltungsmöglichkeiten aus dem Weg räumen und uns an die Arbeit mit uns selbst machen.

Das hat etwas damit zu tun, mich zunehmend von Schuldzuweisungen anderen Menschen gegenüber zu befreien, zu vergeben und mir stattdessen von ihnen etwas spiegeln zu lassen, was ich bisher noch nicht sehen wollte: Es sind dies Anteile meiner eigenen Persönlichkeit, die ich in mir selbst sehr tief vergraben habe, weil ich sie entweder nicht als Teil meiner selbst akzeptieren mag oder weil ich sie mir selber noch nie erlaubt habe.

Kein Mensch besteht nur aus Sonnenseiten, aber wer mag schon seine Schattenseiten?

Die Kunst der Selbstannahme besteht wohl darin, den Schatten an sich selbst nicht länger leugnen zu müssen, um sich trotzdem gern haben zu können. Wenn dies gelingt, habe ich auch mir selbst vergeben und kann heilen.

Für jeden Menschen gibt es, wie ich glaube, ein göttliches Konzept jenseits von „schicksalhafter Vorsehung“. Das Spannende am Leben ist, ob wir mithilfe unseres freien Willens dieses Konzept werden für uns entwickeln können und dadurch unsere Seele nähren, indem wir ein Bewusstsein für das Göttliche unseres Selbst entwickeln, das vertraut und sich auf sich selbst verlassen kann.

Mit tief empfundenem Gottvertrauen kann ich mich ganz neu formatieren und positiv programmieren: Dann ist *doch* wieder alles möglich.

Wie ist es anders denkbar, dass ich diesem, meinem bislang schwersten Schub mit der größten Zuversicht in die Zukunft seit der Diagnosestellung entwachse? Schulmedizinisch ist dies nicht zu rechtfertigen, aber für mich ist es, als sei tief in meinem Inneren ein Schalter umgelegt worden. Das scheinbar Unmögliche ist für mich neu und anders erträumbar geworden und hat meine Zukunftsangst deutlich reduziert.

Ich glaube an die Möglichkeit und den Aufruf der Seele zu einer inneren Heilung, zu der jeder selbst maßgeblich beitragen kann. So übernehme ich selbst ein großes Stück Verantwortung für das eigene, auch körperliche Wohlbefinden.

Für dieses Ziel kann ich meinem Selbst einen Raum der Muße schenken, in dem ich Zeit mit mir alleine verbringen kann. Hier kann ich die eigenen Bedürfnisse erfühlen und später dann versuchen, diese in den Lebensalltag mit einzubauen.

So kann ich meine Welt für mich verändern und ich kann andere Menschen nur ermutigen, dasselbe für sich zu tun und Lebensbedingungen selbst mit zu erschaffen.

Ich kann mich selbst tagtäglich beschenken und neue Lebensfreude finden, wenn ich an längst verdrängte oder noch nie geträumte Visionen neu anknüpfe. Das kann auch für andere ansteckend sein.

Möglicherweise bedarf es einer wie auch immer gestalteten Lebensveränderung, um wieder neues Vertrauen in den Sinn des eigenen Lebens aufzubauen.

Viele Lebenskrisen sind mit Verlusten verbunden und erfordern ein Umdenken und eine Neuorientierung. Ich glaube, dass dies nur aus der Kraft der inneren Quelle heraus möglich ist, die niemals versiegt, die jedem zu eigen und zugänglich ist. Mir hat dabei Meditation sehr geholfen. Es gibt viele Wege zur eigenen Quelle hin und sie sind sehr individuell. Den eigenen Weg zu finden, dabei helfen genau jene Krisen, die uns so sehr an unsere Grenze zu führen scheinen und dabei in Wirklichkeit neue Weggabelungen aufzeigen.

Es braucht nur ein wenig Mut und Zuversicht, sich auf derart unbekannte Wege einzulassen.

Ich habe gerade erst damit begonnen, dies zu versuchen. Ich bin gespannt, was mir unterwegs alles noch begegnen wird. Aber jetzt ist es eine aufgeregt positive Spannung, die mich auf den Weg setzt, und nicht eine alles einengende, negative Anspannung.

Die entzündeten, MS-bedingten Verhärtungen in meinem Gehirn und meinem Rückenmark haben zur Aufweichung ganz anderer Verhärtungen in mir selbst geführt und dafür bin ich dankbar: für dieses bunte Abenteuer des Lebens, das eben nicht nur mit Schwarz und Weiß auskommt.

Das ist für mich schon ein kleines Wunder einer inneren Wandlung, die mir zuteil wurde und neue Lebensfreude geschaffen hat.

Diese Freude wünsche ich auch dir, lieber Leser, der du aus deiner ganz individuellen Motivation und deiner besonderen Lebenssituation heraus dieses Buch gelesen hast.

Ich habe dir Einblick in meine Achterbahnfahrt mit einer chronischen Krankheit gegeben. Dieser Einblick führt mich zu einem Ausblick, der alle Möglichkeiten im Leben offen hält, solange wir bereit sind, uns etwas zuzutrauen, dem Schöpfer in uns zu vertrauen und uns unterwegs die nötige Hilfe einzuholen.

Im Anschluss an eine Meditation am Vortag zu meinem Geburtstag malen sich in meiner Vorstellung herrliche Bilder, die ich nie vergessen werde. Sie bescheren mir einen besonders bewusst empfundenen „Feiertag“:

Ich sitze in meiner Vorstellung mit Guido und Matthias in einem Stuhlkreis, gemeinsam mit einigen anderen, mir sehr vertrauten Menschen. Ein jeder von uns hat seinen eigenen Rucksack und die Wanderkarte für den eigenen Weg dabei. Unsere Ausrüstung und unser Proviant für die Wanderschaft fallen sehr unterschiedlich aus: individuell und unverwechselbar. In ihrer Einmaligkeit haben sie doch alle den gleichen Wert.

Wir gewähren uns gegenseitig Einblick in unsere Rucksäcke und auf unsere Wegstrecken, die vor uns liegen. Als ich meinen Rucksack öffne, finde ich darin etwas zu trinken und das Gestell sowie das komplette Zubehör eines Flugdrachens. Positiv aufgeregt kann ich es kaum erwarten, einen Flug damit zu wagen.

Mein Weg führt mich auf ein Hochplateau weit oben in den Bergen. Hier kann ich in der Tiefe unter mir ein idyllisches grünes Tal erblicken, das von einem riesigen Auffangnetz überzogen ist. Ich erahne, dass es für mich dort gespannt ist und ich getrost einen Flug mit dem Drachen wagen kann, denn mir kann nichts passieren. Ich bin gesichert, werde gehalten werden.

Mit kindlicher Freude baue ich den Drachen auf, spanne ihn mir auf den Rücken, nehme Anlauf und springe vom Hochplateau, meiner natürlichen Startrampe ab. Der Flug dauert nur kurz, denn ich falle wie ein nasser Sack nach unten und lande im sicheren Netz, das mich wie ein Trampolin abfedert und mir so eine bewegte, aber doch weiche Landung ermöglicht.

Das macht mir großen Spaß, und so hangele ich mich an den Rand hinüber, um erneut den Berg hinaufzuklettern. Ich will es unbedingt noch einmal versuchen.

Oben haben sich mittlerweile Menschen eingefunden, die mir helfen, mein Fluggerüst wieder in Ordnung zu bringen. Es hat doch etwas gelitten und muss erst wieder flugfertig gemacht werden.

Ich starte einen erneuten Versuch, der ganz ähnlich verläuft wie der erste.

Als ich aber diesmal wieder oben ankomme, erwarten mich hier mein Vater und mein Schwager, die sich schon zu ihren Lebzeiten gut verstanden haben. Die beiden waren in unseren Familien immer auch unser technisch begabtes Auffangnetz.

Sie wollen mir helfen und Papa hat eine geniale, für ihn als tüftelnden Techniker typische Idee, die mich schmunzeln lässt. Er nimmt einen Hilfsmotor zur Hand, den er mir auf den Rücken montiert, genau in die Mitte der Flügel. Er funktioniert wie ein Propeller, und wie „Karlsson vom Dach" fliege ich los. Tatsächlich kann ich so immerhin schon länger in der Luft verweilen, wenngleich die Schwerkraft mich behutsam doch wieder talwärts führt.

Das Hochklettern mit dem Motor auf dem Rücken ist schon etwas beschwerlich, aber kein größeres Problem.

Für den nächsten Versuch hat mein Vater einen neuen Einfall: „Wir müssen deine Flügel verstärken! Du kannst es jetzt alleine!", und schon baut er mir in meine Flügel stabile Querverstrebungen ein, die eine ungeahnte Spannkraft bringen.

Auf diese Weise frisch gestärkt und kraftvoll unterstützt kann ich meinen Traum verwirklichen und losfliegen: Der Wind greift mit lebhaftem Schwung in meine Flügel und ich kann sogar immer mehr an Höhe gewinnen, der Sonne entgegen. Es ist wunderschön. Ich winke den beiden fröhlich zu, während ich meine Kreise zunächst über ihnen drehe, bis sie dann selbst in die Luft aufsteigen …

Danke, Papa, ich werde das Fliegen auch weiter versuchen …

Nachwort

Es war einmal eine kleine Seele.

Und da sie, wie alle Seelen, bevor sie hier geboren werden, bei Gott war, ging es ihr wunderbar.

Sie war unversehrt und im hellsten Licht, das man sich vorstellen kann.

Eines Tages aber wollte sie die Qualität von „unversehrt heil" genauer erfahren.

Deshalb machte sie sich auf eine Abenteuerreise, um diesem Gefühl auf den Grund zu gehen.

Sie wurde in einen Körper geboren und trat damit ihren Weg in die irdische Dualität an:

Kein Hell ohne Dunkel!
Kein Oben ohne Unten!
Kein Bunt ohne Farblos!
Kein Gesund ohne Krank!
Keine Liebe ohne Angst?[9]

In einem einst unbeschadeten Körper und einem Menschenleben voller Geborgenheit kannte sie zunächst keine Sorge vor Einschränkung.

Dann aber kam die Veränderung und es trug sich zu, dass die kleine Seele eine chronische Krankheit bekam – MS genannt.

Auf diese Weise kam sie in Kontakt mit den Grenzen des irdisch menschlichen Lebens, die auf vielfältigste Weise Leid mit sich bringen können.

Sie hat schon einige schwierige Zeiten in ihrem Körper erlebt und weiß dadurch die besseren Zeiten viel mehr zu schätzen. Sie begrüßt sie freudestrahlend und dankbar.

Inmitten eines schweren Krankheitsschubes voller Angst war es aber, dass sie sich erinnert hat: „Da gibt es doch etwas, das wichtiger ist!"

Es ist sogar wertvoller als Gesundheit und kann sich vom reinen Körpergefühl abheben.

9 Frei nach Neale Donald Walsch: „Ich bin das Licht"; Edition Sternenprinz

Es ist das Heil, das von Gott selber kommt und hellwach macht.

Die kleine Seele geht auf Erden einen schwierigen Weg, wie alle Seelen, die bestimmte Erfahrungen machen wollen.

Sie möchte versuchen, mit anderen darüber zu kommunizieren, denn sie selbst hat dadurch viel Hilfe erfahren und möchte diese auch weitergeben:

„Du solltest im Angesicht deines scheinbaren Mangels nicht nur schwarzsehen, denn du kannst selber auch viel für dein Heil tun. Öffne dich für diese Möglichkeit!

Lerne deinen Körper besser kennen und behandele ihn gut. Beschimpfe ihn nicht. Er kann nichts dafür.

Beschränke deinen Aktionismus auf das wirklich Wesentliche und versuche herauszufinden, was dir guttut. Erlaube dir selbst genügend Freiraum und pflege dein seelisches Wohlbefinden. Lerne auch, Hilfe anzunehmen und sogar darum zu bitten.

Sage, wie du dich fühlst, denn man kann dir im Zweifel nicht ansehen, wie es dir geht.

Erhalte dir deinen Humor und deine Lebensfreude und lerne zu akzeptieren, dass manche Dinge anders laufen, als du es dir vorgestellt hast. Glaube an den Sinn deines Lebens, auch wenn er sich dir im Augenblick nicht zu erschließen scheint. Eines Tages wirst du ihn klar vor dir sehen.

Folge intuitiv deinem inneren Kompass: Er vertraut dich der göttlichen Führung an!

Das Licht in dir verlierst du nicht!“

Danksagung

An dieser Stelle bedanke ich mich bei allen Beteiligten des Frieling-Verlags, insbesondere bei meiner Lektorin Kathrin Kowarsch, die sehr offen und zugewandt meine Zeilen in die Form dieses Buches gebracht hat.

Tief empfundenen Dank richte ich auch an mein berufliches sowie an mein persönliches privates Umfeld, insbesondere an meine Freunde, die mit mir gemeinsam unterwegs sind und die sich jetzt angesprochen fühlen sollen: „Und ihr spürt, dass ich euch gerade meine! Ihr wart und seid mir auf meinem Weg eine sehr große Stütze!“

Ich danke sehr meiner Meditationsgruppe, der „wilden Medi-Bande“: „Mit euch durfte ich schon so vielschichtige Erfahrungen machen und auch eine Menge Spaß haben!“

Und ganz besonders danke ich meiner Meditationslehrerin: „Du hast nachhaltig die Entwicklung mit angestoßen, die meine Lebenseinstellung entscheidend verändert hat und die zu diesem Buch geführt hat. In deiner achtsamen und liebevoll menschenfreundlichen Art bist du mir Hilfe und Vorbild zugleich.“

Von Herzen danke ich meiner ganzen Familie, besonders meinen Eltern: „Euch verdanke ich so viel und ihr habt mir eure liebende Fürsorge und Hilfe stets geschenkt, nicht nur dann, wenn ich sie am dringensten gebraucht habe! So habt ihr mir ein starkes Fundament gebaut!“

Und natürlich danke ich aus tiefem Herzen meinem Mann Guido: „Du hast mich in allen meinen Vorhaben und Krisenzeiten immer so liebevoll unterstützt und du hattest stets die mutige Kraft, eben auch in schwierigen Zeiten mit mir gemeinsam auszuharren und die Zuversicht nicht zu verlieren.“

Und du, mein lieber Sohn: „Besonders dir wünsche ich auf deinem Lebensweg Gottheitserfahrungen, die Mut machen! Eine solche bist du für mich! Wie schön, dass es dich gibt!“

DANK euch allen, die ihr mein Leben bereichert!

Anhang

Multiple Sklerose

Die Multiple Sklerose ist die häufigste chronisch-entzündliche Erkrankung des Nervensystems, wovon allein in Deutschland etwa 120.000 Menschen betroffen sind (ungefähr 0,1 bis 0,15 Prozent der Bevölkerung).

Frauen erkranken doppelt so häufig wie Männer. Typischerweise bricht die Krankheit im Alter zwischen 20 und 40 Jahren aus.

Die Erkrankungsrate variiert weltweit sehr stark. Die größte MS-Häufigkeit findet man zwischen 40 und 60 Grad nördlicher Breite (Europa, Nordamerika) und zwischen 30 und 40 Grad südlicher Breite (Australien, Neuseeland).

MS ist keine Erbkrankheit, wenngleich sie gelegentlich familiär gehäuft auftritt.

Die grundlegende Ursache der MS ist noch weitestgehend ungeklärt. Es gibt lediglich verschiedene Erklärungsansätze, warum das Abwehrsystem irgendwann damit beginnt, körpereigene Strukturen anzugreifen, obwohl die Immunzellen den Menschen doch vor krankmachenden Erregern von außen schützen sollen. Dies ist typisch für eine sogenannte Autoimmunkrankheit, wie auch die MS eine ist.

Der Name Multiple Sklerose leitet sich zum einen von den charakteristischen vielzähligen (= *multiplen*) Entzündungsstellen im Gehirn und Rückenmark ab, zum anderen davon, dass diese Herde, wenn sie abheilen, verhärten (= *sklerosieren*) und sichtbare Narben hinterlassen.

Der medizinische Fachbegriff der *Encephalomyelitis disseminata* heißt wörtlich übersetzt: eine zerstreute Entzündung, die das zentrale Nervensystem, also Gehirn und Rückenmark, betrifft (*encephalon*: griech. Gehirn; *myelon*: griech. Rückenmark; *disseminiert*: verstreutes Auftreten der Veränderungen).

Diese Entzündungsherde, die scheinbar wahllos über das zentrale Nervensystem verteilt sind, lassen sich im Kernspintomogramm (siehe dort) als weiße Flecken nachweisen.

In diesen Herden geht die Isolierung der Nervenfasern, die sogenannte *Myelin*scheide, verloren, da sie von körpereigenen Abwehrzellen zerstört wurde.

Die Myelinschicht dient aber vor allem der raschen Weiterleitung der elektrischen Nervenimpulse, sodass nach deren teilweiser Zerstörung die Erregungsleitung deutlich verlangsamt wird, d. h., die Nerven leiten nicht mehr so schnell.

Je nachdem, wo diese Entzündungsstellen im zentralen Nervensystem auftreten, zeigen sich Krankheitssymptome, die vielfältiger kaum sein könnten. Daher wird die MS auch als die Krankheit mit den tausend Gesichtern bezeichnet.

Die Symptome reichen von Sehstörungen, Lähmungen, Empfindungsstörungen und Schwäche über Gleichgewichts- und Koordinationsstörungen sowie vegetative Symptome wie Blasen-, Darm- und Sexualfunktionsstörungen bis hin zu Sprachveränderungen, Hörsturz, Kreislaufstörungen oder Schmerzen.

Man unterscheidet verschiedene Verlaufsformen, auf die ich hier im Einzelnen nicht eingehen will. Nur so viel: Grundsätzlich grenzt man vereinfacht gesagt die schubförmige gegen die progrediente, also fortschreitende Form ab, wobei es hier Mischformen gibt.

Bei der schubförmigen MS kommt es zumindest zu Beginn zu einer mehr oder weniger kompletten Rückbildung der Symptomatik; nicht so bei der progredienten Form. Hier schreitet die Symptomatik voran. Abhängig ist der Verlauf von vielen Faktoren wie der Krankheitsaktivität (Schubhäufigkeit), der Krankheitsaggressivität (Ausmaß der Zerstörung im Entzündungsareal) und davon, wie lange und wo die Entzündung schwelt (ein Herd also „aktiv" ist).

Hinsichtlich der Häufigkeit und des Schweregrades der neurologischen Ausfälle sowie des Ausmaßes der Besserungen verläuft die Krankheit sehr individuell.

Von einem neuen Schub, also einem akuten Krankheitsausbruch, spricht man, wenn ein neues Symptom auftritt oder frühere Symptome wieder in Erscheinung treten, diese länger als 24 Stunden andauern und das Intervall zwischen zwei Schüben mehr als einen Monat beträgt.

Schubauslösend kann hier all das sein, was das Immunsystem anregt, z. B. Infekte, Impfungen, Stress, Kummer, OPs, intensive Sonneneinstrahlung, Entbindung, Zahnextraktionen, starke Verletzungen oder chronische Entzündungsherde wie die der Nasennebenhöhlen.

Zur Diagnose einer MS werden verschiedene Kriterien berücksichtigt, wobei neben der klinischen Symptomatik besonders drei Untersuchungsmethoden wichtig sind:

die Suche nach Entzündungszeichen im Rückenmarkswasser, die sogenannte *Liquoruntersuchung* (vgl. *Lumbalpunktion*),

die *Kernspintomographie* (*MRT*, umgangssprachlich auch „die Röhre" genannt / Abbildung der Herde) und

die Messung der Nervenleitgeschwindigkeit der Sehnerven (vgl. *VEP*).

Die Therapie teilt sich auf in die Schub- und Intervalltherapie sowie die isolierte, symptomatische Therapie einzelner Symptome wie z. B. Müdigkeit, Blasenschwäche oder Schmerzen.

Die Schubtherapie zielt darauf ab, die Schubdauer zu verkürzen, die neurologischen Schäden so gering wie möglich zu halten und zu einer schnelleren Besserung zu kommen. Hierzu wird vornehmlich das entzündungshemmende Cortison hoch dosiert angewendet.

Bei der Intervalltherapie (auch Langzeittherapie genannt) geht es darum, durch die Beeinflussung des Immunsystems neuen Schüben vorzubeugen und so das Risiko für bleibende Schäden möglichst klein zu halten sowie die chronische Entzündung einzudämmen.

Hier kommen verschiedene Basismedikamente zum Einsatz, z. B. Interferon.

Eine Prognose zum Verlauf der Erkrankung ist sehr schwierig bis unmöglich. Es gibt lediglich statistische Anhaltspunkte, anhand derer eine Einschätzung erfolgt.

Cortisonstoßtherapie

Hierbei wird seit Beginn der 90er-Jahre eine hohe Dosis Cortison (Methylprednisolon) von 1000 mg (manchmal auch 2000 mg) über drei bis fünf Tage jeweils intravenös verabreicht. In dieser Dosis hat Cortison einen entwässernden Effekt auf das Nervensystem und trägt so zur Abschwellung der entzündlichen Wasseransammlung im frischen Herd bei. Dadurch lässt der Druck auf die umgebenden Nerven nach und es kommt zu einer Besserung der Symptome.

Außer der Entzündungshemmung wird durch das Cortison auch das Abwehrsystem beeinflusst, um die überaktiven Immunzellen, die das eigene Myelin angreifen, zu dämpfen.

Dieser Wirkung stehen einige Nebenwirkungen gegenüber, denen man mit entsprechenden Begleittherapien begegnet. Besonders relevant sind hier innere Unruhe, Herzrasen, Schlafstörungen, erhöhte Infektanfälligkeit und Thromboseneigung sowie Magenbeschwerden.

Doppler

Hier wird über eine Ultraschallmessung die Blutflussgeschwindigkeit in den Gefäßen erfasst, um so eventuelle Verengungen oder Verschlüsse aufzuspüren.

In der MS-Diagnostik können so über Ausschlussverfahren andere Ursachen für die Beschwerden ausgeschlossen werden.

EEG

Elektroenzephalogramm

Über Elektroden, die auf die Kopfhaut aufgebracht werden, misst man die Hirnströme und erfasst so die elektrischen Vorgänge im Gehirn.

Bei MS liefert diese Messung kein charakteristisches Bild, sondern dient dazu, sich einen groben Überblick über die Hirnfunktion zu verschaffen und andere Veränderungen im Gehirn auszuschließen.

Es wird vor allem zur Diagnose und Verlaufskontrolle bei Epilepsie eingesetzt.

EMG
Elektromyografie
Mithilfe von Nadelelektroden werden hier die elektrischen Ströme in einem Nerv bzw. an den Übertragungsstellen zwischen Nerven und Muskeln erfasst. So kann man die Spannungen im Muskel (bei MS besonders in den Beinmuskeln) messen und eventuelle Störungen feststellen.

Immunmodulatorische Therapie
Sie stellt bei der MS eine Form der Langzeitbehandlung (Intervalltherapie) dar.

Immunmodulatoren sind Substanzen, die mehrere einzelne Reaktionen des komplexen Abwehrgeschehens gleichzeitig beeinflussen.

Sie greifen im Immunsystem regulierend ein, da sie einen Teil der Abwehrvorgänge bremsen und andere verstärken. Bei MS kommen jene Immunmodulatoren zum Einsatz, die vornehmlich die Abwehrvorgänge bremsen, wie z. B. *Beta-Interferon*.

MS-Patienten sollten auf abwehrstärkende Medikamente verzichten, da bei ihnen die Abwehr bereits überaktiv ist.

Kernspintomografie
Die *Magnetresonanztomografie*, abgekürzt *MRT*, ist ein bildgebendes Verfahren für Gewebe und Organe im Körper, bei dem keine Röntgenstrahlen erzeugt werden, sondern in einer Röhre ein Magnetfeld aufgebaut wird.

Das Nervensystem kann so genau abgebildet werden. MS-Herde werden als weiße Flecken sichtbar.

Durch die Gabe eines Kontrastmittels kann man alte, inaktive Herde von neuen, aktiven Herden abgrenzen. Denn nur die aktiven Herde reichern das Kontrastmittel an und erscheinen dadurch im Bild heller.

Lumbalpunktion
Die Lumbalpunktion ist die häufigste Form der *Liquorentnahme*. Der Liquor, auch Nervenwasser genannt, umspült als Gehirn- und Rückenmarksflüssigkeit das zentrale Nervensystem. Hier findet man MS-typi-

sche Entzündungsmarker. Durch diese Untersuchung grenzt man eine MS von Krankheitsbildern ab, die sich im Anfangsstadium ihres Auftretens ähnlich zeigen können.

Beim sitzenden, nach vorn gebeugten Patienten wird eine spezielle Hohlnadel in der Region zwischen dem zweiten und fünften Lendenwirbel eingestochen und in den Liquorraum vorgeschoben, sodass das zu untersuchende Nervenwasser abfließen kann.

Der Einstichort liegt unterhalb des unteren Endes des Rückenmarkes, das also dabei nicht verletzt werden kann.

Nach der Punktion sollte man viel trinken, damit der Liquor nachgebildet wird. Außerdem empfiehlt es sich, mehrere Stunden flach zu liegen, um Kopfschmerzen als Folge des entstandenen Unterdrucks im Liquorraum vorzubeugen.

Myelin

Fast alle Nervenfasern sind von einer Hülle umgeben, die aus fettartigen Substanzen und Eiweißstoffen besteht, die auch Markscheide genannt wird. Sie dient der elektrischen Isolierung der Nerven. Für eine besonders schnelle Weiterleitung der Nervensignale sorgen die in regelmäßigen Abständen vorzufindenden Unterbrechungen der Markscheide (= Schnürringe): Die elektrischen Impulse springen regelrecht von Schnürring zu Schnürring über die Markscheide hinweg.

Wird aber ein Stück der Markscheide durch einen MS-Krankheitsprozess zerstört, wird dieses schnelle Springen unterbrochen und das Signal pflanzt sich an dieser Stelle über die nun verbleibende, nicht mehr umhüllte Nervenfaser wesentlich langsamer fort.

So kommt es zu den MS-typischen Beeinträchtigungen.

Solange ein solcher Schaden nicht zu groß ist, besteht die Möglichkeit der Reparatur und des Neuaufbaus von Myelin an den Schadstellen. Ist dies der Fall, bilden sich Symptome zurück. Ansonsten entsteht mehr Narbengewebe mit der Folge eines bleibenden Funktionsdefektes.

VEP

Visuell evozierte Potenziale

Mit dieser Methode wird eine eventuelle Sehnervschädigung diagnostiziert.

Es wird über dem Sehzentrum des Gehirns (jeweils über der rechten und linken Sehrinde) eine Elektrode auf der Kopfhaut angebracht, die dort elektrische Ströme zur Aufzeichnung ableitet.

Man schaut in einem abgedunkelten Raum auf die Mitte eines Bildschirmes, der ein Schachbrettmuster zeigt, dessen weiße und schwarze Felder ständig wechseln. An beiden Augen wird nacheinander die Zeit gemessen, die der Lichtreiz braucht, um von der Netzhaut über den Sehnerv bis ins Sehzentrum des Gehirns zu gelangen.

Ist die elektrische Leitung in einem Sehnerv gestört, trifft der optische Reiz verspätet im Sehzentrum ein. Es kommt also zu einer Verzögerung der Leitgeschwindigkeit des Sehnervs, die sich mit dieser Methode darstellen lässt.

Literaturverzeichnis Fussnoten

1) „Der innere Raum“ von Anselm Grün; Kreuz Verlag
2) „Der Weg des Künstlers“ von Julia Cameron; Knaur MensSana
3) Die Bibel: Einheitsübersetzung der Heiligen Schrift, Neues Testament
4) „Jetzt! Die Kraft der Gegenwart“ von Eckhart Tolle; J. Kamphausen
5) Die Bibel: Einheitsübersetzung der Heiligen Schrift, Neues Testament
6) „Geborgen im Leben, Wege zu einem erfüllten Dasein“ von Elisabeth Kübler-Ross und David Kessler; Knaur
7) „Die Heilkraft der Mönche“ von Jörg Blech; Der Spiegel 48/2008
8) „The Last Lecture“ by Randy Pausch; Download unter www.randypausch.com
9) „Ich bin das Licht“ von Neale Donald Walsch; Edition Sternenprinz

Literaturquellen Anhang

Im Anhang habe ich versucht, medizinische Fachbegriffe allgemeinverständlich zu erklären. Als Basis dafür diente mir folgende Literatur:

„Der große Trias Ratgeber: Multiple Sklerose“ von Univ.-Prof. Dr. med. Eva Maria Maida; Trias Verlag

„Was Sie schon immer über die Multiple Sklerose wissen wollten“ von Wolfgang Weihe; Carus Verlag

Artikel über Multiple Sklerose in der PZ Pharmazeutischen Zeitung

Ausgabe 31/2009
Ausgabe 25/2009
Ausgabe 16/2009
Ausgabe 8/2009
Ausgabe 23/2008
Ausgabe 32/2007